清代方剂学史研究

（1644—1840）

马红治 著

学苑出版社

图书在版编目（CIP）数据

清代方剂学史研究：1644-1840 / 马红治著. 北京：学苑出版社，2024.6. -- ISBN 978-7-5077-7011-7

Ⅰ. R289

中国国家版本馆 CIP 数据核字第 2024SB9779 号

出 版 人：洪文雄
责任编辑：周　鼎　乔素娟
出版发行：学苑出版社
社　　址：北京市丰台区南方庄 2 号院 1 号楼
邮政编码：100079
网　　址：www.book001.com
电子信箱：xueyuanpress@163.com
联系电话：010-67601101（营销部）、010-67603091（总编室）
印 刷 厂：廊坊市印艺阁数字科技有限公司
开本尺寸：787 mm × 1092 mm　1/16
印　　张：12.5
字　　数：161 千字
版　　次：2024 年 6 月第 1 版
印　　次：2024 年 6 月第 1 次印刷
定　　价：128.00 元

前　言

中医方剂，是历代医家临床经验的结晶，是运用中医辨证论治理论指导临床防病治病的有力武器。在漫长的历史发展过程中，中医方剂经历了从无到有、从少到多、由简到繁的成长壮大过程。据不完全统计，截止到清末，各类中医药文献中所记载的中医方剂，总数已达40万首以上。中医方书的数量也很多，仅《全国中医图书联合目录》"方书"类所记载的书籍就有1950种，可谓汗牛充栋。

清代前中期（1644—1840年）是中医方剂学从方剂的经验积累上升到主动探寻配方理论，并取得辉煌成就的重要时期。从方剂学发展历史上看，清代汪昂《医方集解》（1682年）开始将方剂作为研究对象进行分类、讨论，创立了新的综合分类法，可视为方剂学的初步形成。清代前中期温病方剂的研究与创新达到了新的高度，如叶天士、薛生白、吴鞠通等人，在治疗温热病方剂的研究方面均有较大的贡献。此期临床各科经验总结方书不断涌现。如王维德《外科证治全生集》（1740年）、傅山《傅青主女科》（1827年）、郑梅涧的《重楼玉钥》（1838年）等，均从各科不同侧面对方剂学内容有了新的补充和发展，使方剂学学科体系日臻完备。

本书选择清代前中期方剂学史为研究对象，有其重要的学术意义。一是努力挖掘方剂学新资料，为现实临床服务。通过对清代方书的研究，可以从中发现新的方剂学资料，总结前人制方经验和思路，为现代中医临床处方提供宝贵的借鉴。二是方剂学史的研究，对于医学史研究，尤其是学术专科史研究有学术价值。因此，总结这一时期方剂学所取得的成就和其自身的若干新特点，探讨其发展内在原因和动力，期望对于未来方剂学的发展创新能够提供有益的借鉴，是本书研究的目的和意义所在。

清代以前，方剂学发展已经有了良好的基础。一方面方剂数量达到了相当规模，出现了《普济方》这样大型的方书；另一方面，医家对方论的研究，也达到了一定水平。而明代的医学发展，特别是温补学派和吴又可对温疫的认识，为清代方剂学的创新提供了直接的医学知识积累。此外，清代特殊的政治经济文化背景也使得方剂学出现了与众不同的特点。

新综合分类法完善了中医方剂学分类体系

分类是学术研究的基础，也是学科发展的标志之一。关于方剂的分类，历代医家从不同角度采用了多种分类方法。其中主要有病证分类、脏腑部位分类、病因分类、组成分类、治法分类、药目分类等。清代前中期医家如张璐、徐大椿、陈修园等在这方面做了许多有益的尝试和探索。然而真正在方剂学分类上建立较严密的体系，使方剂学成为一门不依附于本草学或病症学的独立学科，并对后世产生深远影响的，则是汪昂的《医方集解》。

汪昂的《医方集解》将以"因"统方与以"法"统方两种分类法进行有机结合，提出新的综合分类法，更符合中医辨证求因、审因论治的辨治程序，同时体现中医理、法、方、药一贯的特点。该书完善了中医方剂学分类体系，标志着中医方剂学的初步形成。

方剂学理论的探索与提高

清代对于方剂学发展的突出贡献，在于方剂学理论的提高。清代前中期医家在方剂配伍理论、方剂组方原则、方药服用方法、古今方药剂量考证等方面做了大量工作。其特别突出者如徐大椿，在其代表作《医学源流论》中，详尽而细致地对方剂相关理论进行了探讨。

药物配伍理论，是方剂配伍理论的基础。清人在药物配伍理论方面，有了新的认识。一方面是药物配伍理论的丰富，如《得配本草》将药物配伍分为得、配、佐、使、合、和、同、君等类别，作了详细的叙述。另一方面是产生了方剂归经的萌芽。《医方集解》将本来属于中药药性范畴的归经理论，扩展成为方剂归经。《医方集解》全书除急救方外，共有正方376首，其中368首有归经的叙述，占总数的97.9%。在每首正方下注明"此×××药也"，如虎潜丸"此足少阴药也"，麻黄汤"此足阳明药也"。将本来属于中药药性范畴的归经理论，扩展成为方剂归经，为后世方剂的分类研究，提供了新的思路。而孙震元则根据前人用药经验，将方剂按照六经分野使用，实现了按部位选用方药。

清代前中期对于方剂组方原则，进行了全面探讨与实践。清代黄庭镜、韦协梦对君臣佐使原则的含义进行了解释。徐大椿指出立方无法的弊端。君臣佐使的界定应以辨证与立法为前提，根据药物的性味、归经、功用而确定，体现了原则性与灵活性的统一。由于清代方论类著作的普及，医家制方理论的提高，故而君臣佐使理论被广泛应用于方剂阐释。除了君臣佐使原则被大量应用于制方和释方外，清代医家对性味原则、五行生克原则、六气淫胜原则也均有阐释和应用。

性味原则，是根据《素问·至真要大论》中有关论述而来。"辛甘发散为阳，酸苦涌泄为阴，咸味涌泄为阴，淡味渗泄为阳。"以药物的四气五味参以性之温凉寒热，可以组成针对性较强的方剂，以调节人体气血阴阳、表里上下的偏胜，而达到治疗的目的。在《温病条辨》中，吴鞠通将性味原则发挥得淋漓尽致，为后人所称道。《温病条辨》全书238条，方198首，其中153方讲究性味配伍。吴鞠通在每方后注明选用何法，如邪在上焦，肺经受热，药用辛凉；邪在中焦，药用苦寒或苦咸寒；邪在下焦，药用甘酸咸寒。以湿温为例，上焦则芳香甘淡，中焦则苦寒或苦辛寒，下焦则苦辛淡或苦辛微寒。

《内经》阐明了内脏五行关系的生克次序，记叙了药物五行运用的主从秩序，奠定了五行生克组方原则的理论基础。张仲景在《金匮要略》开篇即从五行立论，阐发了肝病传脾的必然趋势和治肝补脾的要妙，并解释了"酸、苦、甘"相合组方的机理，给后世方剂五行生克配伍原则的应用树立了楷模。金元时期，张元素正式提出了"五行生克制方法"，并举例说明之。清初傅山制订妇科方剂时，非常注意五行生克配伍。如按相生法则配方治妊娠胎动不安之证，该证本肾水不足，制方既着眼于滋养肾阴，又考虑到"惟是肾水不能遽生，必须滋补肺金，金润则能生水，而水有逢源之乐矣"，故在润燥安胎汤中，以熟地、生地补肾水，配麦冬、五味润肺金，金水相生，泉源不绝，母子俱理。

六气淫胜组方原则源出《素问·至真要大论》。其根据是从自然界六气之制约关系而引申到人体的内脏失调，这种自然制约的关系，对风、热、湿、火、燥、寒六气亢盛而侵袭人体时亦可应用。吴鞠通在《温病条辨》中将六气淫胜组方规律加以发挥。如在银翘散的方论中，吴鞠通曰："本方谨遵内经'风淫于内，治以辛凉，佐以苦甘，热淫于内，治以咸寒，佐以甘苦'之训。"银翘散正是辛凉甘苦之剂，其以薄荷、牛蒡、淡豆豉之辛凉，辅以荆芥之辛温，在众多寒凉药中总的表现为辛凉，合银花、竹叶、甘草之甘味，连翘、桔梗等之苦味，综合论之正是辛凉甘苦之剂，故为治外感风热之代表方。此外该书中还有茵陈蒿汤、犀角地黄汤等具体的应用。

煎药法与服药法亦是方剂运用的一个重要环节。清代的徐大椿、韦协梦等人对方药的煎服法非常重视，有专篇论述。清代何梦瑶在《医碥》（1751年）中录有"煎药用水歌"，用歌诀的形式，介绍了各种煎药用水的作用，便于学医者记忆和理解各种煎药水的特点。徐大椿在《医学源流论》一书中设"煎药法论"专篇进行论述。韦协梦则按药气味厚薄来决定煎服法。

《医碥》对服药法作了系统总结，将服药法则分为12类。《温病条辨》中除叙述一日二次服药法、一日三次服药法等常规服药方法外，还有频频服用法、根据病情随时增减法、集中服药法等特殊服用方法。而《医方集解》对服药法的认识也很有见地，针对前人臆度不实的内容，汪昂大胆提出了自己的看法，颇有胆识。

古方用药分量，尤其是唐代以前的方剂，和后世相差很多，这是由于古代度量衡制度在各个历史时期有所不同造成的。王绳林在《考证古方权量说》中，对于古今方剂剂量差异进行了精确的考证。他采用了实验的办法，对古代权量进行了考证，并结合实际进行了检验。王绳林的实验，对于古今度量衡异制带来的古今方剂剂量差异问题，作出了详细而准确的答案。

"通治方"概念的确立和方剂加减化裁的新特点

通治方就是针对临床各科某一疾病的若干证候，或者针对许多疾病某一证候均能通治获效的方剂，它是中医学辨证论治和辨病论治相结合的产物。通治方的历史很长，早在晋代葛洪的《肘后备急方》中就明确提出了"通治"两字，然而"通治方"这个名词直到清代，才由徐大椿正式提出。通治方的方剂组成确定之后,在临床具体应用时,可以采用不同的服用方法,来适应临床应用。如《疡医大全》秘授万灵一粒九转还丹,治一切危急等证。方仅四味,然而方后的服法,却达76种之多。所治之病,从伤寒、伤风、下痢、咳嗽、哮喘、痨病、痛病、半身不遂等内科诸疾,乃至妇人带下、小儿惊风、眼病、虫牙火牙、痛疽疮疡、麻疯、杨梅疮,几乎无所不治。其应治之法,多以药汤服下。如赤痢,黄连汤下;白痢,木香汤下;火牙,石膏汤下;血闭经枯,四物汤下等,不一而足。

清代方剂的加减化裁,出现了新的特点。一方面是由于方剂配伍理论的提高,许多医家都对方剂加减化裁,用专篇进行理论探讨,如俞根初、叶天士等人均有论述。而徐大椿更是专设"古方加减论"一篇,以《伤寒论》方为例,讲述了方剂加减的意义、宗旨、方式、方法,对方剂的加减化裁作了理论上的探讨。另一方面清代医家在方剂学理论水平提高之后,用前人方剂化裁,创立了一批新的高水平的衍化方。他们按照病因、病位、病症的不同,制定了五首加减正气散、五大逐瘀汤和一系列承气汤等,为后人所称道。

借鉴前人经验,勇于创制新方

"方从法出,法以统方",清代前中期医家随着对疾病和机体认识的不断加深,产生了新的治疗思路,直接指导临床遣方用药,从而导致了大量新方的出现。其中温病学派和王清任在创制新方方面最为突出。

清代前中期医学家如叶天士、薛生白、吴鞠通、余霖、俞根初等人在温(湿)热病方剂创新方面,做出了突出的贡献。叶天士的温病方剂按照卫气营血分层次用方,治卫分多用辛凉透表方,治气分用清热养阴方,治营分用清营透热方,治血分用凉血化瘀方。薛生白在湿热病治疗方面,注重湿热兼顾并分离之，按照湿与热的轻重情况，创立了治疗湿热病的有效方剂。吴鞠通以三焦论治温病，并形成了一套较为完整的三焦温病方剂体系。如上焦病用辛凉平剂银翘散、辛凉轻剂桑菊饮为主方；中焦温病，或用白虎汤之类清热生津，或用承气汤之类攻下泄热，或以藿朴夏苓汤或三仁汤之类宣气化湿；下焦温病，吴氏创立三甲复脉汤、大定风珠等方，选用重镇趋下之品，以期药力直达于下焦。俞根初制方以清轻宣透见长，多以苏叶、薄荷等药物治疗外感病。

治疗瘟疫方剂，杨璇（栗山）创清泄里热方剂15首，以升降散为其总方。"僵蚕、蝉蜕升阳中之清阳，姜黄、大黄降阴中之浊阴，一升一降，内外通和，而杂气之流毒顿消矣。"由于其良好的升清降浊、泄热解毒功效，故为后世医家所乐用。刘奎总结历代中医学中的瘟疫预防方法，辑为"避瘟方"一章，也是瘟疫诸著作中独一无二的，共载65方，对丰富和发展中国传统医学疫病预防方法，有一定的参考价值。余霖认为疫疹乃无形热毒犯胃所致，唯以石膏清解方能取效。余氏在临床上每每运用重用石膏的清热解毒之法，其代表方剂是清瘟败毒饮，余氏析云："重用石膏，先平甚者，而诸经之火自无不安矣。"在具体应用时，余氏根据病情轻重不同将其分为大中小三种剂型，分别应用。此外，余氏还根据临床兼症不同，创立了此方52种加减用药法。

将瘀血作为重要的致病因素，同时创立了多首行之有效的活血化瘀方剂，是清代医家王清任对中医学的一大贡献。王氏创制血府逐瘀汤、通窍活血汤、补阳还五汤等方剂，注重行气活血，对于后世有很大影响。此外，清代医学家还在甘润养胃、平肝息风、辛香搜络、化痰方药等方面有所创见。外科、妇科、喉科方剂亦有其独到之处，创立了阳和汤、犀黄丸、小金丹、完带汤、易黄汤、紫正地黄散、养阴清肺汤等临床行之有效，对后世有较大影响的方剂。

实用性方书的编纂——普及性

清代前中期入门类方书的编著、出版，空前繁荣，当时许多医家如罗美、汪昂、陈修园等，编著了文字浅近，通俗易懂，切于实用的方书歌括，对方剂学的普及推广，起到了很大作用。歌括类作品如《汤头歌诀》《时方歌括》《长沙方歌括》等，医文并茂，雅俗共赏，流传甚广。

方剂发展到清代，古方释义盛行，方论专著迭出。《古今名医方论》《医方集解》《绛雪园古方选注》《删补名医方论》《成方切用》，一大批综合性方论类的著作大量问世，是清代方剂学发展的一大成就和特色。因而谢观说"明清间人方书，不及前人之浩博，而立意求精则过之"。

清代前中期，出现了一大批以搜集记录民间验方为目的的方书，比较著名者如《秘方集验》《灵验良方汇编》《集验良方》《古方汇精》等。这些验方集性质的方书出现，一方面丰富了方剂学的内容，另一方面也是民间用药的宝贵经验总结。在诸多的验方类方书中，赵学敏的《串雅内编》，收录了"铃医"的宝贵用药经验，因而更显得别具一格，在祖国医学史上占有一定地位。

独具特色的清代宫廷方剂

清代宫廷方剂独具特色。中药代茶饮，是在中医辨证论治理论指导下，选用适当药物配伍而成。清代宫廷医生，由于所处的地位独特，经常选用一些性质比较温和的方剂。在这些剂型里面，代茶饮成了他们的首选，帝王将相也乐于接受。清宫代茶饮已经不限于保健，而是将范围扩展到方剂学的各个门类之中，成为它和民间所用代茶饮的最大区别。清宫药引的取材范围甚广，超出前代，不仅有用单味药作药引，亦有多味药引，甚至用成药为引，内容丰富多彩，颇多创见，使人耳目一新。清代宫廷方剂，首重实效，并非一味用补，而是"有是证而用是方"，既有补益之剂，亦有泻下之品。经方时方并用，圆机活法，随证处方。清廷经常大量制造成药，且赏赐给王公大臣服用，蔚然成风。如御制平安丹曾于两年内配制 201 050 丸，清宫档案中也有一次性赏给部队 20 030 丸御制平安丹的记录。成药如此大规模的使用，也是清代宫廷方剂使用方面一个特色。

讨论

本书第九、十两章，试图从内外史两个方面，对清代前中期方剂学取得成就的原因进行分析。

内史方面，本书讨论辨治模式变化对清代方剂学理论提高的影响。以《伤寒论》在中医学中的地位为一条线索，中医诊疗思维从宋以前"辨病论治"占主流，发展成宋金元时期"辨病论治"逐步让位于"辨证论治"。随着"辨证论治"地位的突显，"方证对应"也逐步受到医家的重视。《医方集解》所创立的新的综合分类法，将按治法分类和按病因分类有机结合，成为"方证相应"观念的最佳诠释，满足了临床使用的需求，故而《医方集解》成为后世方书及方剂学教材的楷模，标志着中医方剂学的初步形成。因此，方剂学的发展，首先要归功于中医学思维模式由"辨病论治"向"辨证论治"的转变。在此大的前提下，"方病对应"观念也随之向"方证对应"观念转变，从而促进了中医"方剂学"学科的形成。

外史方面，本书对清学对方剂学发展的影响作了一探讨。清初，出现了一批伟大的思想家，如黄宗羲、顾炎武、王夫之等。他们针对理学末流空谈性理，脱离实际的学风进行了批判。提倡"经世致用"之学，形成一种社会风气。此期中医方剂学，受清学"经世致用"思想的影响，出现了以实用性为指导思想的方剂类著作。一类是以初学医者为对象的方剂阐释著作，如《古今名医方论》《医方集解》《汤头歌诀》等，其著书目的是帮助医生学习方剂学知识，直接指导临床。如汪昂作《医方集解》一书的目的是"庶几平居读之，可使心理开明，临病考之，不致攻补误用，脱遇庸劣之手，既可据证以校方；设处穷僻之乡，不难检方以用药"，以经世济民为己任。另外一类是以收集民间验方为主的验方类方书，这类方书"专取药品简易，便于穷村僻壤应手而得"，其实用性的特色更是表露无疑。清中叶，乾嘉考据学派开始兴盛，受到这种由考据学家的考古辨伪的风气的影响，方剂学的发展亦出现了一种"遵经崇古"的思潮，其代表人物是徐大椿。徐氏将仲景《伤寒论》方分成桂枝类、麻黄类、葛根类等12类，著成《伤寒类方》一书，对伤寒方进行分类研究。在评价历代医方时，徐大椿说"唐时诸公，用药虽博，已乏化机。至于宋人，并不知药，其方亦板实肤浅。元时号称极盛，各立门庭，徒骋私见。迨乎有明，蹈袭元人绪余而已"，将唐以后医家所用之方，批驳得一无是处。与此同时，他极力推崇古圣及仲景之方，其厚古薄今思想，跃然纸上。

清代前中期，方剂学的发展取得了很多成就，集中体现在方剂分类的尝试、方剂理论的探索与提高、创制新方三个方面。（1）《医方集解》所创的新的综合分类法标志着中医方剂学的初步形成。（2）清代前中期医家，在方剂学理论的探索与提高方面，也取得了突出的成就：一是药物配伍理论的丰富，体现在对药物配伍理论深入探索和提出方剂归经的观点。二是在传统的君臣佐使组方原则之外，清代医家对性味、五行生克、六气淫胜等组方原则的阐释和应用，均作了大量探索。三是对于方剂的服用方法，清代医家系统地进行论述，并加以总结提高。四是清代医家重视度量古今异制的问题，对此进行了详细而严谨的考证。五是正式确立了一些方剂学概念，如"通治方"等。（3）新方特别是温病方的创新，是此期乃至有清一代方剂学方面最大的成就。叶天士、吴鞠通等人勇于提出自己的观点，分别创立了卫气营血、三焦的温病辨证体系，并各立新方。王清任以瘀血立论，创制了一系列活血化瘀类名方。此外，外科、妇科、喉科等专科方剂也有所创新。

清代前中期方剂学，可以概述为具有以下五个特点：（1）重视理论，专篇阐发。清代前中期一批孜孜不倦追求医理的学者，如柯琴、徐大椿等，均有专篇论述方剂理论，述前人所未述，取得了突出成就。（2）制方化裁，讲究质量。以叶天士、吴鞠通为首的温病学家，讲求理法配合，立方丝丝入扣。所创之方，不仅切合临床实用，而且对每一味药的使用，都经过谨慎选择。如加减正气散类、承气汤类、复脉汤类等方，为后人所喜用。（3）清宫药方，独具特色。清代宫廷方剂首重实效，不仅经方时方并用，而且兼顾补益和消导，以实际效果为目的。蔚然成风的代茶饮，多姿多彩的药引，大规模应用的成药，均是清宫方剂中的珍品。（4）方书实用，精要简约，易于普及。清代前中期方书，均以实用性为首要特点。以《古今名医方论》《医方集解》《绛雪园古方选注》《成方切用》为代表的综合性方论类著作，虽然篇幅大不如前代，但在内容编排、方义阐释上都十分注重质量，精益求精。由于这些方书实用性强，便于医生临床使用，故而形成了清代前中期方书受后人推崇，易于普及的特色。（5）单验方书，数量大增。按照《全国中医图书联合目录》的分类，清代前中期方书共有307部，其中单验方223部。而清以前历代"方书"的总和只有167种。排除印刷、造纸以及其他诸多历史因素，仍能看出清代前中期单、验方一类"方书"的数目大增，超过以往任何一个时期。

总而言之，清代前中期方剂学，取得了辉煌的成就。无论是叶天士、薛生白、吴鞠通，还是傅山、王清任，他们继承前人，勇于创新的这种求新求变的精神永远值得后人学习与借鉴。实用性是清代方剂学一个显著的特点。各种入门性方书、方论性著作、验方类方书的编纂均十分注重实用性，这种重视实用的风气亦在清宫方中得到体现。清代前中期方书具有实用性的特点，因而受到临床医生欢迎，多次翻刻，风靡海内。

写作本书的旨趣，在于总结清代前中期方剂学的成就，探寻清代前中期方剂学的特点，进而对清代前中期方剂学发展的原因和影响因素作一探讨，觅寻前人制方思路。希望此书能对学者有所启迪，对中医临床有丝微帮助。

方剂学史的研究，任重道远，还有许多工作要做。本书成文草草，内中舛误，在所难免，仅为抛砖之用，欢迎各位师长和同道批评指正。

马红治

2024 年 5 月 18 日

目 录

第一章 绪论 ··· 1

  第一节 有关概念的界定 ····································· 2

    一、方剂 ·· 2

    二、方剂学 ··· 2

    三、方剂学史 ··· 3

    四、方书 ·· 3

    五、清代分期 ··· 4

  第二节 研究清代前中期方剂学史的意义 ············ 6

    一、清代前中期方剂学发展概述 ···················· 6

    二、前人对清代前中期方剂学史的研究 ········ 8

    三、研究的意义 ··· 8

第二章 清代前中期方剂学发展背景 ············ 11

  第一节 清以前方剂学发展概况 ······················· 11

  第二节 清代前中期方剂学创新的基础 ············ 14

    一、明代的医学发展 ····································· 14

    二、明末清初的历史和社会背景 ·················· 16

  小结 ··· 19

第三章　新综合分类法完善了中医方剂学分类体系　20

  第一节　按病证分类····················20
  第二节　按脏腑部位分类················22
  第三节　按病因分类····················23
  第四节　按组成分类····················23
  第五节　按治法分类····················26
    一、"十二剂"分类法··················26
    二、"八阵"分类法····················28
  第六节　药目分类法····················29
  第七节　《医方集解》新综合分类法完善了中医方剂学
    　　　分类体系·····················31
  小结·····························34

第四章　方剂学理论的探索与提高············ 35

  第一节　药物配伍理论的丰富··············36
    一、《得配本草》中药物配伍理论的细分·····37
    二、方剂归经的萌芽··················38
  第二节　方剂组方原则的阐释··············41
    一、君臣佐使原则····················41
    二、性味原则·······················45
    三、五行生克组方原则·················49
    四、六气淫胜组方原则·················52
  第三节　煎服法的发展····················56
    一、煎药法·······················56
    二、服药法·······················59
  第四节　对古方剂量的考证················64
  小结·····························68

第五章 "通治方"概念的确立和方剂加减化裁的新特点 … **69**

第一节 "通治方"概念的确立 …69
一、"通治方"的正式提出 …69
二、通治方的分类及特点 …70
三、通治方的应用 …72

第二节 方剂加减化裁的新特点 …74
一、方剂加减的含义 …74
二、清代方剂加减化裁的新特点 …75

小结 …83

第六章 借鉴前人经验，勇于创制新方 … **84**

第一节 温病方的成熟与创新 …84
一、温（湿）热类方剂的创新 …85
二、温疫类方剂的进一步发展 …96

第二节 杂病方剂的创新 … 103
一、甘润养胃类方剂 … 103
二、平肝息风类方剂 … 104
三、化痰类方剂 … 108
四、辛香搜络类方剂 … 111
五、辛开苦降类方剂 … 112
六、活血化瘀类方剂 … 113
七、外科专方 … 116
八、妇科专方 … 117
九、喉科专方 … 119

小结 … 120

第七章 实用性方书的编纂普及·················121
第一节 空前发展的入门类方书·············· 121
  一、《汤头歌诀》·············· 121
  二、陈修园的歌诀类著作 123
第二节 综合性方论类著作的大量涌现 124
  一、《古今名医方论》·············· 125
  二、《医方集解》·············· 126
  三、《绛雪园古方选注》·············· 129
  四、《删补名医方论》·············· 130
  五、《成方切用》·············· 131
第三节 验方类方书·············· 132
  一、《秘方集验》·············· 132
  二、《古方汇精》·············· 133
  三、《串雅内编》·············· 134
小结·············· 136

第八章 独具特色的清代宫廷方剂·················137
第一节 蔚然成风的宫廷代茶饮·············· 137
  一、养心安神代茶饮·············· 139
  二、养镇心神代茶饮·············· 139
第二节 处方用药独具特色·············· 140
  一、多姿多彩的药引·············· 140
  二、注重实效的清宫方·············· 144
第三节 成药的大规模应用·············· 145
小结·············· 147

第九章 辨治模式变化对清代方剂学理论提高的影响 …………148

第一节 宋以前"辨病论治"占主流 ………… 148

第二节 宋金元时期"辨病论治"逐步让位于"辨证论治" ………… 150

第三节 从"方病对应"转向"方证对应" ………… 152

第四节 辨证论治的思考 ………… 153

第十章 清学对方剂学发展的影响 …………155

第一节 清初"经世致用"思想导致了中医方剂学的实用性倾向 ………… 156

第二节 清中叶考据之风盛行引发了中医方剂学"尊经崇古"思潮 ………… 158

第十一章 清代前中期方剂学的成就与特点 ………160

第一节 清代前中期方剂学的成就 ………… 160

一、《医方集解》所创的新的综合分类法标志着中医方剂学的初步形成 ………… 160

二、清代前中期医家,在方剂学理论的探索与提高方面,也取得了突出的成就 ………… 160

三、新方特别是温病方的创新,是此期乃至有清一代方剂学方面最大的成就 ………… 161

第二节 清代前中期方剂学的特点 ………… 162

一、重视理论,专篇阐发 ………… 162

二、制方化裁,讲究质量 ………… 162

三、清宫药方,独具特色 ………… 162

四、方书实用,精要简约,易于普及 ………… 163

五、单验方书，数量大增 …………………………… 164

参考文献 …………………………………………… 165

附录　中医方剂学发展年表 …………………… 172
　　公元前 ………………………………………… 172
　　公元后 ………………………………………… 173

第一章 绪论

中医方剂,是历代医家临床经验的结晶,是运用中医辨证论治理论指导临床防病治病的有力武器。在漫长的历史发展过程中,中医方剂经历了从无到有、从少到多、由简到繁的成长壮大过程。据不完全统计,截止到清末,各类中医药文献中所记载的中医方剂,包括有方名及没有方名的,以及同名方剂加减重复使用的,其总数已达40万张以上[1]。中医方书的数量也很多,仅《全国中医图书联合目录》"方书"类所记载的书籍就有1950种[2],可谓汗牛充栋,这还不包括伤寒、金匮、临床各科等与方剂紧密相关的文献。为此,厘清方剂学学科发展的层次脉络,探求方剂学学术演变的自身特点,找寻方剂学发展的内在规律,对于准确把握中医方剂的组方原则及配伍要点,深入认识中药复方的科学内涵和作用机制,具有非常重要的现实意义。

---

[1] 彭建中. 方剂现代研究与中医药学现代发展模式. 中国中医药信息杂志, 1999, 6(10):9

[2] 薛清录主编. 全国中医图书联合目录. 北京: 中医古籍出版社, 1991, 208-303

第一节　有关概念的界定

一、方剂

方剂（prescription）是"在辨证、辨病，确定立法的基础上，根据组方原则和结构，选择适宜药物组合而成的药方和制剂"。[①] 这是《中医药学名词》中给方剂下的定义。可以看出，方剂是在辨证或辨病审因，决定治法之后，选择合适的药物，酌定用量，按照组成原则，妥善配伍而成。方剂是辨证论治的主要工具之一。

传统方剂学中有所谓"单方"，即由一味中药所组成的方子，但是从方剂学的定义来看，方剂应该根据组方原则和结构，由两味或两味以上中药组合而成。所谓"单方"概念，不符合方剂的定义，实质上属于中药的应用，故而不在本书讨论范围内。

二、方剂学

方剂学（prescriptions of Chinese materia medica）是"研究治法与方剂配伍规律及其临床运用的学科"。[②] 方剂出现的历史很早，从先秦的《五十二病方》就开始有方剂的记载。清代汪昂《医方集解》（1682年）开始将方剂作为研究对象进行分类、讨论，可视为方剂学的初步形成。而方剂学真正成为一门独立的学科，却是在20世纪开始发展中医近代教育之后，以方剂学在中医学校开设专门课程，出现了诸多方剂学教材为真正的标志。

[①] 中医药学名词审定委员会审定. 中医药学名词. 北京：科学出版社，2005，170

[②] 中医药学名词审定委员会审定. 中医药学名词. 北京：科学出版社，2005，1

三、方剂学史

方剂学史即研究方剂学发展的历史,包括方剂的产生、演变、组方理论的进步、剂型的发展等多方面。方剂学史属于医学史研究范畴,主要采取史学研究的方法来认识方剂的产生、发展和演变过程,从而了解方剂学发展的脉络及其与当时历史条件下各因素的关系,并找寻出方剂学发展的内在规律。

方剂学史的研究归根结底为"史"的研究。史学研究者根据历史认识所要解决的问题性质的不同,将历史认识分为三种形式,即考实性认识、抽象性认识、评价性认识。所以,方剂学史的研究就要理清方剂学发展的历史脉络;努力发掘方剂学发展的内在规律;揭示方剂学发展与特定历史条件下其他影响因素的关系;对方剂学发展过程中的事物或事件做出客观的评价;为当今方剂学研究提供借鉴。

四、方书

所谓方书,即方剂学著作,传统上习惯称为"方书",意即专门收载方剂的著作,或以方剂为主要内容的著作。

1991年出版的《全国中医图书联合目录》共著录现存建国前出版的中医书籍12124种,其中方书即有1950种,是各类医书中数量最多的。以方书的版本和刊刻次数而言,也是相当惊人的,如《备急千金要方》现存版本41种,《苏沈良方》28种,《医方集解》79种,《普济应验良方》42种,而《汤头歌诀》有58种版本(刊印75次),各种分卷本的《验方新编》竟有172种版本。这可以充分说明方书被重视和受欢迎的程度,其原因当然与方书的实用价值分不开。

本书在对方剂学成就进行探讨时,为了避免概念上的混淆,特将方书定义为载有方剂或对方剂组成、配伍等相关理论进行探讨的中医类书籍。因为很多临床上有很高疗效价值的方剂，都始载于综合性医书或各科临床著作。这部分方剂是中医方剂学的精华。此外，还有很多和方剂相关的理论，散见于医案、医话、医论甚至医史著作当中。如果仅仅把方书限定为传统意义上的专门收载方剂，或以方剂为主要内容的中医著作，未免一叶障目，不见泰山。只有研究这种广义概念的方书，才能真正领略方剂学乃至整个中医学的迷人风采。

五、清代分期

关于清史的分期，许多清史学者都提出了自己的意见和看法。从清史学者的分期来看，不管采取何种分期方式，有两个时间坐标是非常明确的，就是1644年和1840年。1644年是清军入关，标志着清王朝的统治正式建立的时间；而1840年是鸦片战争开始的时间，史学家均认为是中国半封建半殖民地社会的开端。因而，以这两个时间作为划分清史阶段的标志，没有争议。因此，毫无疑问的，1840年以后为清代晚期。

郑天挺等认为，1616—1644年以前的政权，只是在辽东地区实行局部统治，这一段历史是属于明史范围。1644—1911年的268年间，可以分为三段：

1. 前期（1644—1723年），从入关到摊丁入亩。共80年。第一阶段又可分为两段：（1）入关到统一（1644—1681年），前后38年。（2）统一到摊丁入亩（1681—1723年），前后43年。

2. 中期（1723—1840年），从摊丁入亩到鸦片战争。共118年。第二阶段也可划分为两段：（1）摊丁入亩到白莲教起义（1723—1796年），前后74年。（2）白莲教起义到鸦片战争（1796—1840年），前后45年。

3. 后期（1840—1911年）或称为晚期。①

夏家骏认为清朝前期的历史可细分为三段，即：（1）关外阶段（1616—1644年）是明清交错时期，严格来说应归属于明史范围。但这一阶段是清朝打基础的时期，如果没有此段历史的发展，清朝统治者就不能入主中原，实现它对全国的统治。（2）统一、恢复、发展阶段（1644—1795年），这一阶段是清朝前期的重要阶段，政治上得到巩固，经济得到了恢复和发展，国土空前辽阔，边疆与内地的联系更加密切。资本主义生产关系的萌芽得到了发展。（3）由盛转衰的阶段（1796—1840年），此时全国许多地方都爆发了声势浩大的农民起义。清朝在政治、经济和军事等方面都走向了下坡路。外国侵略势力也加紧了在中国沿海和内陆的活动。②

翦伯赞等人认为，清朝前期的历史可分为如下三个阶段：（1）统一时期（1644—1683年），即由清军入关前至统一台湾。（2）鼎盛时期（1684—1795年），即由康熙统一全国至乾隆帝"让位"，做太上皇帝，亦即白莲教起义前夕。（3）由盛转衰时期（1796—1840年），即由白莲教起义至1840年鸦片战争。③

许曾重认为，清史可分为六个时期，即：（1）女真各部的统一和后金时期（1583—1643年）前后共61年。（2）清朝建立时期（1644—1661年）前后18年。（3）清朝的巩固时期（1662—1683年）共计22年。（4）清朝的发展时期（1684—1795年）共计112年。（5）清朝的中衰时期（1796—1840年）前后45年。（6）清朝的衰亡时期（1840—1911年）共计71年。④

---

① 郑天挺著. 清史简述. 北京：中华书局，1980，15-17
② 夏家骏. 清史分期管见. 清史研究通讯. 1983，1：11-12
③ 翦伯赞主编. 中国史纲要·中册. 北京：人民出版社，1963，248-299
④ 许曾重. 论清史分期问题. 中国社会科学院研究生院学报，1985，2：69-76

史学家的历史分期,是综合了政治、经济、人口等诸多因素在内,全局考虑的,因此比较合理。经过史学界的长期讨论,大部分清史学者基本上表示赞同郑天挺的分法。①

医学史著作方面,目前最权威的《中国医学通史·古代卷》(李经纬、林昭庚主编,人民卫生出版社,2000年)亦将此期称为"清代前中期"。

综上所述,无论是从时间跨度,还是史学、医学的角度,将1644—1840年这一时间段称为"清代前中期"是较为合理的。

第二节 研究清代前中期方剂学史的意义

一、清代前中期方剂学发展概述

从方剂学发展历史上看,唐以前方书如《肘后方》《备急千金要方》《外台秘要方》等多为收集经验用方,缺乏对方剂理论的探讨。北宋庞安时《伤寒总病论》(1100年)中出现了真正意义上的方论。②

自宋以降,时至金元时期,这一时期中医药学术研究蔚然成风,百家争鸣,流派纷呈。如金元四大家,刘完素善用寒凉,张子和善用攻下,李东垣善补脾胃,朱丹溪善用滋阴,皆从不同角度对方剂学有所创新和发挥,其中不少有效方剂,延用迄今,卓有良效。

明代《普济方》载方61 739首,为历代最大方书。张景岳

---

① 朱诚如. 管窥集——明清史散论. 北京:紫禁城出版社,2002,339
② 袁冰,朱建平. 方论肇始考略. 中华医史杂志. 2003,33(3):152-154

对方剂的分类作了有益的探索，吴崑《医方考》则将方论这种形式发扬光大。

清代前中期，方剂学研究无论在深度还是广度上较之以往均有长足的进步。

此期方剂学的发展，在数量上呈稳步发展的趋势。清朝官方组织、蒋廷锡等修撰的《古今图书集成·医部全录》（1726年）堪称清代的医学巨著，凡520卷，辑录自《内经》至清初医学文献120余种，分类编纂而成。全书内容丰富，叙述较为系统，各科证治，有论有方。其载方之丰，堪称清代之冠。吴谦等编纂的《医宗金鉴》（1742年）凡90卷，所收方剂各科兼备，方药叙述系统扼要，切于实用，对后世影响较大。

继成无己《伤寒明理论》之后，方剂学理论研究进入繁荣升华提高阶段，开始由博返约，注意深入细致的规律性探索。进入清代，方解专著不断涌现，诸如罗美的《古今名医方论》（1675年）、汪昂的《医方集解》（1682年）、王子接的《绛雪园古方选注》（1742年）、吴仪洛的《成方切用》（1761年）等方论书籍相继问世。这些书的共同特点是注重方剂配伍理论阐述，对方剂立法、用药原理、主治病症，集各家之言，逐一论述，以阐其制方之理，成为方剂学研究的一大特色。同时，这些方书专著的出现，有力地推动着方剂学理论向更高层次发展，成为后世方剂学理论研究及临床运用方剂的理论依据。

清代由于温病学迅速发展，温病方剂的研究与创新达到了新的高度，给中医方剂学的发展注入了新的生机和活力。如叶天士、薛生白、吴鞠通等人，在治疗温热病方剂的研究方面均有较大的贡献，足以补前人所未备，对后世温病方剂的发展起到了重要的推动作用。

此期临床各科研究都向纵深发展，各科经验总结方书不断涌现。如王维德《外科证治全生集》（1740年）、傅山《傅青主女科》（1827年）、郑梅涧的《重楼玉钥》（1838年）等，均从各科不同侧面对方剂学内容有了新的补充和发展，使方剂学学科体系日臻完备。

从以上论述可见，清代前中期是中医方剂学从方剂的经验积累上升到主动探寻配方理论，并取得辉煌成就的重要时期。所以，选择此时期为研究时段，是有其重要的学术意义。

二、前人对清代前中期方剂学史的研究

关于清代前中期医学的研究多是论述温病学派的成就，或对于《内经》《伤寒》等经典著作的阐释与发挥，或清代医家个人治疗经验等，而针对此时期方剂学成就与特点进行研究却很少，且多为对《医方集解》中方剂分类法研究，或是对方论的研究。例如以"方剂学史"为检索词，对中国期刊全文数据库（www.cnki.net）1994年1月至2005年4月所有刊物进行检索（检索项：篇名/关键词/摘要；模糊匹配），共25项结果。除去无关者，和方剂学史有关者共3篇文章，其中1篇论及宋代医家集方成就，另外2篇是通论方剂学发展史的文章。无一篇专论清代前中期方剂学史者。而如果对全文检索，得到6项结果中，仅有1项是论述方剂学发展史分期的文章，余5项均无关。可见，近10年来，对清代前中期方剂学史的研究，基本属于比较匮乏的状态。所以，有必要对这一时期医家对方剂学发展的贡献，以及医学创新对方剂学的影响作一较深入的探讨。

三、研究的意义

本书的研究意义至少有两点：

一是努力挖掘方剂学新资料，为现实临床服务。通过对清代方书的研究，可以从中发现新的方剂学资料，总结前人制方经验和思路，为现代中医临床处方提供宝贵的借鉴。

清代温病学家，如叶天士、吴鞠通等人，创制了大量治疗温病的方剂。这些方剂如银翘散、桑菊饮等，已经成为现代中医临证处方不可或缺的有力武器，其价值也是有目共睹的。然而，清代前中期医学家，还有很多方剂，或因有方无名，或因刊刻问题，没有被后世医家所发掘。如叶天士处方随意化裁，不拟方名，其治温方剂被吴鞠通化裁，成为经世名方，而大多数处方则埋没在叶氏医案当中，少人问津。

又如叶天士《温热论》为其门人华岫云所整理，为叶氏治温之大纲。内中虽无叶氏一张处方，然其辨证立法用药，法度森严。从中总结叶氏思路，对于指导温病临床证治，有着非常重要的价值。

因此，从清代前中期医家之作中，总结前人制方经验，探求制方思路，发掘方剂资料，使之更好的为临床服务，是本书的首要任务。

二是方剂学史的研究，对于医学史研究，尤其是学术专科史研究有学术价值。

专科史的研究，在20世纪70年代以前，较为显著的是外科史研究。李经纬在前人基础上连续发表论文，对我国外科学史上疾病的认识，各种外科手术技术、全身及局部麻醉、外科学家、学术思想、外科专著等进行比较系统的评述。20世纪70—80年代，骨科史和针灸史的研究取得了很大进展。其代表作是韦以宗的《中国骨科技术史》(1983年)和王雪苔的《中国针灸史纲》。此后，张仁《中国针刺麻醉发展史》(1989年)、严世芸主编的《中医学术史》(1989年)、王卜雄的《中国气功学术发展史》(1989年)均有一定影响。[①] 至20世纪90年代，专科史的研究可以说是全面铺开，各科领域中几乎均有

---

① 李经纬，朱建平．近五年来中国医学史研究的进展．中华医史杂志．1994，24(3):135

专著。如吴少祯《中国儿科医学史》(1990年)、马大正《中国妇产科发展史》(1991年)、傅维康主编《针灸推拿史》(1991年)、周大成《中国口腔医学史考》(1991年)、姜泗长《中国耳鼻喉科学史》(1992年)等。① 进入21世纪,张志斌的《中国古代妇产科疾病史》(2000年)、黄龙祥的《中国针灸学术史大纲》(2001年)、马继兴的《针灸学通史》(2011年)以及李经纬《中国古代外科学文明》(2020年)在专科史著作中较为突出。②

回顾专科史研究进展,可以看到专科史的研究已经涉及到外科、骨科、针灸、气功、妇科、儿科、推拿、口腔科、耳鼻喉科和中医学术史诸方面。而方剂学史研究,尚无专著问世。这种情况,一方面是方剂资料较多,难以全面掌握;另一方面,是方剂资料难以驾驭,需要研究者对中医的理法方药各个方面都要熟悉。这是由方剂学科本身既是基础学科,又是临床学科的特殊地位决定的。故而,迄今为止,方剂学史研究仍落后于其他专科史研究。

由于方剂学史研究过于浩大,所以对其进行断代研究,不失为一种思路。

综上所述,选择清代前中期这一历史时期中的方剂学作为研究对象,总结这一时期方剂学所取得的成就和其自身的若干新特点,探讨其发展内在原因和动力,期望对于未来方剂学的发展创新能够提供有益的借鉴,是本书研究的目的和意义所在。

---

① 李经纬,张志斌. 中国医学史研究60年. 中华医史杂志. 1996, 26(3):132

② 朱建平. 近五年来中国的医学史研究. 中华医史杂志. 2004, 34(1):54

第二章 清代前中期方剂学发展背景

清代以前，方剂学发展已经有了良好的基础。一方面方剂数量达到相当规模，出现了《普济方》这样大型的方书；另一方面，医家对方论的研究，也达到了一定水平。而明代的医学发展，特别是温补学派和吴又可对温疫的认识，为清代方剂学的创新提供了直接的医学知识积累。此外，清代特殊的政治经济文化背景也使得方剂学出现了与众不同的特点。

第一节 清以前方剂学发展概况

马王堆三号汉墓出土的帛书《五十二病方》，可谓是我国现今发现最早的一部医方专著。书中内容涉猎内、外、妇、儿、五官等各科疾病100余种（包括卷末佚文），记载医方280多个。然而书中既没有具体的腧穴名称和五行学说的印迹，又没有把脏腑名称同疾病名称联系起来，阴阳学说也很少反映，加之组方药味简单，使用剂量粗略，服用剂型单调，没有方名，反应古人的用药经验，是中医原始方剂的雏型。《黄帝内经》记载有生铁落饮、左角发酒、马膏膏法等13首不同功效的方剂，从写作体例来看，亦为"某病以某药治之"，而对于其中的组方原理、配伍寓意、作用机制则较少谈及，可以推断，《黄帝内经》"十三方"亦不越经验用方的范畴。此外，《素问·至真要大论》篇中有"君臣佐使"、"七方"等内容，所论虽篇幅有限，却为后人研究方剂提供了思路。

至东汉末年，张仲景"勤求古训，博采众方"，[①]在《伊尹汤液》的基础之上，总结前人的经验与理论，结合自己的临床实践与研究成果，著成《伤寒杂病论》，使中医方剂学得到了空前的提高与发展。其中《伤寒论》载方113首（实为112首，因其中的禹余粮丸有方无药），《金匮要略》收方262首，使汉末以前散在于诸家医书中的经验方剂得以保存与流传后世。之后，东晋·葛洪采集民间简、便、廉、验的单方、验方编著成《肘后救卒方》，收录方剂101首；唐·孙思邈采集群经，删繁就简，写成《备急千金要方》《千金翼方》各30卷；唐·王焘根据数十年搜集的文献，整理研究编写成《外台秘要方》40卷，收载医方约6 000余首，引用文献均注明出处，使晋唐间许多已佚方书中的基本内容得以保存流传。及至宋代，方书的编撰受到了官方的重视，使全国范围大规模地征集与整理成为可能，《太平圣惠方》收方16 834首，《圣济总录》载方20 000多首，前代方书几乎被囊括殆尽，民间验方得以最大限度地收集与保存。更有《太平惠民和剂局方》，载方虽然不多，但全是临床习用、疗效确切的成方制剂，复经"官药局"颁行全国，使经验成方再一次得到深入推广。

金元时期学术气氛活跃，学术争鸣蜂起，许多在理论上独有创见的著名医家纷纷著书立说，创制新方，自拟方解，自释方义。这种作法同以往侧重于应用经验成方的惯例相比较，既纠正了有方无论，方义不清，使用不当，贻误病情的弊端，又

---

① 后汉·张机撰．伤寒卒病论集．见成无己注．注解伤寒论．北京：人民卫生出版社，1963，7

可使理法构思与方药搭配紧密地衔接在一起，理论研究与临床应用巧妙地融为一炉，中医方剂实现了从"可以用此方"到"何以组此方"的转变，用方的精确度与准确度同以前相比较均有了大幅度的提高，中医方剂学的研究水平亦因之而达到了一个新的高度。许多脍炙人口的方剂，如金·刘完素《黄帝素问宣明论方》中的"防风通圣散""地黄饮子"；金李东垣《脾胃论》中的"升阳散火汤""补中益气汤"；《兰室秘藏》中的"当归六黄汤""积实消痞丸"；元罗天益《卫生宝鉴》中的"人参蛤蚧散""秦艽鳖甲散"；元朱丹溪《丹溪心法》中的"越鞠丸""保和丸"等，时至今日均广泛应用于临床，可谓当时方剂学发展水平的最好见证。

明代，中医方剂学术研究继续取得了突飞猛进的发展，一方面表现在方剂学论著的数量之多与内容之众；另一方面也表现在对理法方药的研究认识与论述水平的明显提高。

一方面出现了 15 世纪以前方书集大成之作《普济方》，该书载方 61 739 首，是我国现存最大的一部方书；另一方面相继涌现出一批专为前人成方撰写方义的方论专著，如许宏的《金镜内台方议》（约 14 世纪）、吴崑的《医方考》（1584 年）、洪基的《摄生秘剖》（1638 年）等。正如著名中医学家任应秋先生所言"虽为注解个别方义之作，毕竟均能示人以所以成方之理，比仅凭汤头歌以云医者，其有天渊之别乎"[①]。这一时期的方剂学发展特点同金元时期相比较，论述药味搭配以及探求制方之理的风气有增无减。这对于推动中医方剂学术的发展，提高临床组方用药的疗效，具有非常重要的意义。

---

① 任应秋主编．中医各家学说．上海：上海科学技术出版社，1980，273

第二节 清代前中期方剂学创新的基础

清代前中期方剂学创新的基础,可以分为直接和间接两方面,前者指明代医学的发展,后者指清代前中期特殊的历史背景。

一、明代的医学发展

明代医界沿袭元代遗风,动辄恣用寒凉克伐正气,一些医家为了纠正这种不良风气,强调《黄帝内经》中扶正气的思想,以及王冰、钱乙、张元素及李东垣等医家的学术观点,对于脾胃及肾命学说进行了深入细微的研究。他们以临证经验为根据,将二者有机地联系起来,形成了既重脾胃、又重肾命的医学理论,逐渐形成了后世所说的温补学派,其代表人物是薛己、孙一奎、张景岳、赵献可、李中梓。

薛己可谓温补学派的倡导者,薛氏宗《难经》的左肾右命门之说,把肾命学说与临床实践结合起来,在处方用药时重视温补,不尚苦寒。临证时,往往于一日之内既服补脾胃之剂,以培后天;又服补命门之方,以滋化源,其中以补中益气汤与地黄丸合用,较为常见。

孙一奎对命门学说有潜心的研究,提出了肾间动气学说,阐明了命门对人体的生长发育具有重要的生理作用。他十分重视对下元虚寒的辨治,如论肾泄、癃闭、遗溺、小便失禁诸证,亦多从下焦命门着手。

赵献可特别强调命门之火。他认为八味丸是"益火之源,以消阴翳"的主要方剂,凡命门火衰,不足以化水者,非此方则无以济火。他在临证中强调保养命门之火为治病之要义。在治疗上,推崇张仲景的金匮肾气丸,以方中的桂附二味纯阳之火,加入六味纯阴之水中,使肾中温暖,达到不用寒凉而火自降的目的。

张景岳力倡"阳非有余,阴常不足"的论点,既重视真阳又重视真阴,并把真阳与真阴归根于肾命之水火。他创制的右归丸和右归饮,是温补扶阳的代表方剂,张氏的温补学说,在虚劳等虚损疾患的治疗中起到重要的作用。

另一位医家李中梓,以注重先后二天水火阴阳著称。在疾病的论治中,特别强调脾肾的病理变化。他治先天之本,基本上继承薛己、赵献可的补肾之法;治后天之本,则沿袭了张元素、李东垣的理脾之方。

综上所述,温补学派发展了易水学派的脏腑病机学说,除注重调理脾胃以治疗内科杂病的积极作用外,还深入地探讨了肾命学说,从真阴元阳两个方面阐明了人体阴阳平衡的调节机制及重要意义,并于临床实践方面,在温养补虚治疗脾胃和肾命疾患过程中积累了丰富的经验,对后世临床各科产生了深远的影响,但是同时也造成了又一股滥用温补的习气,为后来的徐大椿、陈修园所诟病。

此外,吴又可倡"戾气"致疫学说,认为温疫是自然界一种异气所引起。《温疫论·原序》第一句话就明确指出:"夫温疫之为病,非风、非寒、非暑、非湿,乃天地间别有一种异气所感",[①]并明确指出戾气自口鼻而入,具有特异性定位。吴又可的观点突破了明以前的医家对温病病因所持有的时气说、伏气说、瘴气说以及百病皆生于六气的论点,成为温病病因学上的一大创见,为整个温病学体系的建立奠定了坚实的基础。

吴又可的"戾气"学说,直接导致了清代温疫学派的产生。他们所创制的治瘟方剂,如清瘟败毒饮、升降散等均是清热解毒剂。而清·罗美对于薛己非常欣赏,称"惟薛立斋先生所用

---

① 明·吴有性著.瘟疫论·引.见曹炳章主编.中国医学大成·第13册.上海:上海科学技术出版社,1990,1

诸方,简严纯正,可为后法",① 将其论多所采录。

二、明末清初的历史和社会背景

公元1644年3月18日,李自成率农民起义军攻陷北京,明王朝宣告灭亡。时当东北地区女真民族重新崛起之际,经济和军事实力大振,改称满族,努尔哈赤和皇太极组成八旗子弟兵屡犯明朝地方政权,觊觎关内。明朝总兵吴三桂在与李自成交战同时,引清兵入关。李自成回师北京,于4月29日即皇帝位,国号"大顺",但次日即退出北京。于是清军顺利入京,并正式建立了清王朝。

满族入主中原,由奴隶制度急剧过渡到封建制度。首先是剿灭各地义军;陆续消灭在南京、福建、浙江、广东等地先后建立起来的四个南明小朝廷;以及臣服蒙古、新疆、西藏等少数民族地区。继之铲除吴三桂等的三藩割据,进军台湾,从而使中国空前地归于统一。与此同时,清朝大力加强封建集权统治制度,从康熙到乾隆,既建成了这样一个满汉合一的统治政权模式,又将中国的封建制度推到了顶点。正如朱诚如所说:"清王朝是中国历史上由中国境内的少数民族统治最长的一个王朝,它是中国历史上的最后一个封建王朝,也是中国封建社会发展的鼎盛时期。"②

康熙帝亲政并计杀鳌拜以后,严令禁止圈地,禁止"投充",放宽"逃人法",终于逐步完成了满族从奴隶占有制向封建制度转化的变革过程。同时奖励垦荒,轻徭薄赋,惩治贪污,兴修水利,节约开支,至康熙四十八年(1709年),户部

---

① 清·罗美辑. 古今名医方论·凡例. 北京:中国中医药出版社,1994,2
② 杨小民. 盛世修史:三百年清史重新评说. 中国档案. 2003. 8:5

库存银已由原先的 1000 余万两增至 5000 多万两，出现了相当安定和繁荣的局面。1709 年 11 月，户部张鹏翮奏报说："臣查户部册籍，自康熙元年起，以至于今，所免钱粮共万万两有余，是诚亘古所无也。"[1] 康熙自称察访民间，"共享安乐，优游闲居"，已是一片升平景象。公元 1712 年，诏谕盛世滋丁，永不加赋：以公元 1711 年为基准，"见今征收钱粮册内有名人丁，永为定数。嗣后所生人丁，免其加增钱粮。但将实数另造清册具报"[2]。这实际上是一项鼓励人口增殖的政策。雍正即位，进一步发展为"摊丁入亩"政策，等于取消了千百年来实行的"人头税"。其结果，全国人口大大增加。公元 1681 年统计人丁户口为 1723 万，公元 1711 年亦仅 2462 万，而至公元 1774 年，全国人口已猛增至 22 102 万。

尔后，封建王朝盛极而衰，乾隆中叶已到了转折之点。国库丰盈曾达七、八千万两银。但乾隆帝好大喜功，铺张奢靡，加以官吏层层中饱私囊，贪污盛行，浪费惊人，国库日趋空虚。宠臣和珅，私自搜括财富竟达折合白银八亿多两，以至嘉庆即位抄没时，有"和珅跌倒，嘉庆吃饱"的民谣[3]。这些财产没有归于国库，却流入了嘉庆皇帝私人所有。于是国将不国，下坡路上的车轮已经很难刹住了。乾隆末，人口 3 亿左右，生产的增加远远赶不上人口增殖的速度。人民生活趋于贫困，加剧了社会阶级矛盾的尖锐对立。道光以后，清王朝的"强盛"已只是图有虚名。

为了巩固统治，康熙帝等大力推行宋明理学，祀孔子，祭朱熹，并亲撰"圣谕"以为弘扬。1713 年，康熙帝命熊赐履、

---

[1] 清·马齐等撰．清实录·第 6 册·圣祖仁皇帝实录·卷 240．影印本．北京：中华书局，1985，392

[2] 清·马齐等撰．清实录·第 6 册·圣祖仁皇帝实录·卷 249．影印本．北京：中华书局，1985，469

[3] 徐珂辑．清稗类钞．第 4 册．北京：中华书局，1984，1569

李光地等编辑《朱子全书》,并亲自撰序。雍正还规定《圣谕广训》必须家喻户晓,能够背诵。为了打击一切有反清嫌疑的文人,把中国的"文字狱"发展到了登峰造极的地步。从康熙到乾隆,前后大约 120 年,据不完全统计,大小案件有 90 多起。大部分集中在雍正、乾隆年间,其中乾隆四十三年至四十七年(1778—1782 年)5 年之间,就有将近 40 起,[①]文字狱的规模是空前的。较有名者,如康熙朝《明史》案和戴名世《南山集》案,雍正朝的查嗣庭案和吕留良案、乾隆朝的"伪稿"案。

由于清政府的思想压制政策,许多学术界人士不得不钻进故纸堆,埋头书本,不问政治。音韵、训诂、制度、校勘,读通了许多古书,导致了经学的复苏,形成了著名的乾嘉考据学派。其中戴震是位唯物思想家,揭露了理学"去人欲、灭天理"之虚伪,但其成就终被考据所掩。另一方面,清政府为笼络、束缚文人学士,雍正、乾隆两朝还官修了两部大书:《古今图书集成》和《四库全书》。前一书之目的尚在汇集大量文献资料以冲淡经世思想的流行;后一书且加上了"寓禁于修"的意图,通过普遍征书而加删削审改,然后销毁原书,从而保证他们所要求的"思想统一"。此两部大书在今天无疑是不可多得的研究资料(其中也包括大量医药文献),但原始资料书籍之被销毁,又不能不使后世学者感到无比痛惜。

另一方面,疫病的流行为温病学的发展提供了客观条件。清代前中期,以苏州为中心的江苏、浙江是当时经济最发达、最富庶的地区。这里河流密集,交通便利,人口流动大。因此,这里也是全国瘟疫流行最猖獗的地区。

---

① 白寿彝主编. 中国通史·第 10 卷·上册. 上海:上海人民出版社,1996,103

表1　清代全国和江南灾情分类对照表

	全国（县次）	江南（县次）	江南在全国之比重（%）
水	926	104	11
旱	1010	85	8
疫	102	26	25
其他	684	63	9
总计	2722	278	10

（数据来源：余新忠《清代江南的瘟疫与社会——一项医疗社会史的研究》，中国人民大学出版社，2003，第62页）

据统计，当时江南区域所发生的自然灾害占到全国的10%，而疫病流行更是占到了全国疫病流行25%。江南水乡温暖湿润的自然环境为各种微生物提供了孳生繁殖的温床，而密集的人口、便利的交通、频繁的人口流动则为致病微生物寻找宿主和扩散流传准备了便利条件，故而也是温病学能够发展的一个客观因素。

在上述经济、社会、政治的背景下，清代的思想和科技文化的发展出现了新的特点。一方面思想文化受迫，文人不得不投身入故纸堆中，讲求名物训诂之学，另一方面经济的发展，疫病的流行，为医学的发展提供了一定物质的准备和相应的条件。

小结

方剂学在清以前已经有了一定程度的发展。明代医学发展为清代方剂学创新做好医学知识上的准备，而清代特殊的政治经济文化背景使得方剂学乃至整个思想界出现了复古的倾向，而人口增加、瘟疫流行则为温病学的发展提供了客观条件。

第三章　新综合分类法完善了中医方剂学分类体系

分类是学术研究的基础，也是学科发展的标志之一。关于方剂的分类，历代医家从不同角度采用了多种分类方法。其中主要有：病证分类、脏腑部位分类、病因分类、组成分类、治法分类、药目分类等。清代医家在此方面做了许多有益的尝试和探索，特别是汪昂《医方集解》所创的新的综合分类法完善了中医方剂学分类体系，厥功甚伟。

第一节　按病证分类

以病证分类的首推《五十二病方》，该书记载了52类疾病，医方283首，涉及内、外、妇、儿、五官等科。但组成简单，用量粗略，部分病名、药名已无从查考，现已不具有临床指导意义。汉张仲景的《伤寒杂病论》，唐王焘的《外台秘要方》，宋代的《太平圣惠方》，明代的《普济方》，都是按病证分类方剂的代表作。这种分类方法，便于临床以病索方。

清代张璐（1617—1700年）所著《张氏医通》（1699年）卷13—15为"专方"，仿《类方准绳》体例，按方剂主治病证分类，分为128门，如心痛胃脘痛门：九痛丸、金铃子散、煮黄丸、水煮金花丸、高良姜汤、崔氏乌头丸、清中蠲痛汤、清中汤、手拈散。胸痹门：栝蒌薤白白酒汤、栝蒌薤白半夏汤、枳实薤白桂枝汤、茯苓杏仁甘草汤、橘皮枳实生姜汤、薏苡附子散、桂枝生姜枳实汤、乌头赤石脂丸、《千金》细辛散、前胡汤、下气汤、熨背法。遇一方多治者，则数类互见。如九龙丹既见于遗精门，又见于赤浊白浊门；复元活血汤既见于跌仆门，又见于蓄血门。如此互见，比比皆是。

其后徐大椿（1693—1771年）著《兰台轨范》（1764年），主要选辑宋以前方，"自宋以后诸家及诸单方异诀，择其义有可推，试多获效者附焉"[①]。此书以病列方，"每病先叙病原，首《内经》，次《金匮》《伤寒》，次《病源》《千金》《外台》"，"一病必有一方，专治者名曰主方。而一病又有几种，每种亦各有主方"。病下列方，按病种将方剂分列于后。如痢病，首述《素问》《金匮》《病源》诸论，后列治痢诸方：桃花汤、白头翁汤、紫参汤、诃梨勒散、甘草泻心汤、黄芩汤、黄芩加半夏生姜汤、干姜黄连黄芩人参汤、赤石脂禹余粮汤、雄黄丸、柴胡加芒硝汤、瓜蒌散、疗热毒痢血片脐下绞刺痛方、主赤白痢方、疗五痔蒸下痢方、薤白汤、诃梨勒丸。

从方剂学的角度来看，方剂分类应该是着眼于方剂本身外在、内在特征（性质、功效、名称、组成等），而不是附属于疾病的分类。这种"以病统方"的分类法没有改变方剂附属于疾病的地位，没有找出方剂之间的内在联系，故而无法对于方剂的研究产生更大的推动作用。

[①] 清·徐大椿撰．兰台轨范·序．见刘洋主编．徐灵胎医学全书．北京：中国中医药出版社，1999，209

第二节　按脏腑部位分类

脏腑部位分类亦系病证分类之属，只是首列脏腑部位，下分病证。其代表著作如唐代孙思邈的《备急千金要方》，清代巨著《古今图书集成·医部全录》中的"脏腑身形"等。

孙氏《备急千金要方》把方剂按脏腑分类，分为肝脏、胆腑、心脏、小肠腑、脾脏、胃腑、肺脏、大肠腑、肾脏、膀胱腑等五脏五腑。

清代陈梦雷编纂、蒋廷锡等校定的《古今图书集成》，是我国现存最大的类书，也是当今世界上首屈一指的巨型古代百科全书。全书1万卷，达1.6亿字，引用经、史、子、集文献达3523种，包罗了我国远自上古下迄清初历史政治、文化艺术、科学技术以及诸子百家各个方面多种学科的内容与成就。其中《医部全录》520卷，950万字，征引历代重要医籍120余种。

《古今图书集成·医部全录》中的"脏腑身形"部分，按照体表解剖部位，将方剂分为24类，按照头、面、耳、目、鼻、唇口、齿、舌、咽喉、须发、颈项、肩、腋、胁、背脊、胸腹、腰、四肢、前阴、后阴、皮、肉、筋、骨髓的顺序排列。如头门方收载举卿古败散、二乌丸、鸱头丸、松花酒、沉香降气散等。

这种按照脏腑或者体表解剖分类的方法，对于医生按图索骥、依病检方提供了便利，便于临床用药。但是，从方剂学的角度来看，这种分类方法割裂了方剂之间的有机联系，把方剂主治分割为一个个相互独立的系统，违背了辨证论治的精神，实际上是"以病索方"的另一种表现形式。

第三节 按病因分类

病因分类亦属病证分类，是以病因为纲，分列诸证。最著名者为宋·陈言的《三因极一病证方论》。

清代张璐的《张氏医通》亦有此项分类。如中风门、伤寒门、暑门、燥门、湿门、火门、伤劳倦门等。例如：

中风门：侯氏黑散、风引汤（一名紫石散）、《千金》三黄汤、竹沥饮子、地黄饮子、天麻丸、牛黄清心圆（裁定）、清心牛黄丸、至宝丹、苏合香圆（裁定）、稀涎散、舒筋三圣散、参归三圣散、正舌散、解语汤、祛风定志汤、甄权防风汤、薏苡仁汤、升麻胃风汤、犀角升麻汤、乌药顺气散、解风散。

伤寒门：香苏散、芎苏散、参苏饮、十神汤、大陷胸丸、大陷胸汤、小陷胸汤、葱白香豉汤、加减葱白香豉汤、葳蕤汤、犀角地黄汤、猪肤汤、黄连阿胶汤、葛根黄芩黄连汤、人中黄散、导赤泻心汤。

病因分类法的缺点是由于病因分类囿于风寒暑湿燥火等有限外感内伤致病因素，故而对方剂分类比较粗疏。例如湿邪致病有寒湿、湿热之分，将温中燥湿和清热利湿的方剂分在一类显然是不适合的。同时这种分类方法亦无法找出方剂之间的内在联系，故而也不能满足要求。

第四节 按组成分类

以组成分类的上可追溯至《内经》。《素问·至真要大论》有"君一臣二，制之小也；君一臣三佐五，制之中也；君一臣三佐九，制之大也"，"君一臣二，奇之制也；君二臣四，偶之制也；君二臣三，奇之制也；君二臣六，偶之制也"，"补上治上，制以缓；补下治下，制以急；急则气味厚，缓则气味薄"以及"奇之不去则偶之，是谓重方"等说法。① 至金代成无己在《伤寒明理药方论序》中说："制方之用，大、小、缓、急、奇、偶、复七方是也。"② 这才明确提出"七方"的名称，并将《内经》的"重"改为"复"。于是后人引申为"七方"是最早的方剂分类法，但迄今仍未见到按此分类的方书。

确切以组成分类的当首推明·施沛的《祖剂》。该书"首冠素灵二方，次载伊尹汤液一方以为宗，而后悉以仲景之方为祖，其《局方》二陈、四物、四君子等汤以类附焉"③。共载历代名方800余首，其中主方75首，附方700余首。

清代张璐在《张氏医通》中，除按病因、病证列方外，另编一卷"祖方"。他认为"字有字母，方有方祖，自伊尹汤液，一脉相传，与释氏传灯无异，苟能推源于此，自然心手合辙"，④ 选古方36首为主，每一祖方后附衍化方若干，共附衍化方391首。

例如桂枝汤下附：

小建中汤、黄芪建中汤、阳旦汤、阴旦汤、《千金》独活汤、当归四逆汤、内补当归建中汤、桂枝龙骨牡蛎汤、桂枝大黄汤、桂枝葛根汤、栝蒌桂枝汤、桂枝加附子汤、桂枝加黄芪汤、芪芍桂酒汤、黄芪桂枝五物汤、茯苓甘草汤、苓桂术甘汤、《千金》桂枝去芍药加皂荚汤、桂枝去芍药加麻黄附子细辛汤、小青龙汤、小青龙加石膏汤、桂枝麻黄各半汤、桂枝二越婢一汤、桂枝芍药知母汤、炙甘草汤、芍药甘草汤、芍药甘

---

① 唐·王冰注．黄帝内经素问·至真要大论篇第七十四．北京：人民卫生出版社，1963，529-541
② 金·成无己撰．伤寒明理论．上海：上海卫生出版社，1957，2
③ 明·施沛撰．祖剂·祖剂小序．北京：人民卫生出版社，1987，10
④ 清·张璐撰．张氏医通·卷16．见张民庆、王兴华、刘华东主编．张璐医学全书．北京：中国中医药出版社，1999，515

草附子汤、黄芩汤、黄芩加半夏汤共29方。

麻黄汤下附：

麻黄加术汤、《古今录验》橘皮汤、麻杏甘石汤、麻黄杏仁薏苡甘草汤、杏子汤、甘草麻黄汤、葛根汤、三拗汤、麻黄附子细辛汤、《千金》附子散、仓公当归汤、麻黄附子甘草汤、《千金》大枣汤、麻黄升麻汤、华盖散、九宝汤、麻黄连轺赤小豆汤、越婢汤、越婢加术汤、越婢加术附汤、越婢加半夏汤、大青龙汤、文蛤汤共23方。

这种分类方法对类方的研究较为有益，可以使初学者对每一方剂的发展变化一目了然，便于同中求异，有其积极意义。缺点是不能推原所自，始末不清。例如以宋代《太平惠民和剂局方》的二陈汤为祖方，而将唐代《千金方》的温胆汤反作附方。而且方剂的选择受方祖所限，不能概括临床所有的方剂。

其后徐大椿著《伤寒类方》，感于"方之治病有定，而病之变迁无定，知其一定之治，随其病之千变万化而应用不爽。此从流溯源之法，病无遁形矣"，"解肌发汗，攻邪散痞，逐水驱寒，温中除热，皆有主方。其加减轻重，又各有法度，不可分毫假借。细分之，不外十二类，每类先定主方，即以同类诸方附焉"[①]。将《伤寒论》113方分为12类，每类先定主方，附以同类方，凡有关条文，悉归纳于每方之后，具有方论，是效法张璐而著，但其内容仅限于伤寒。

徐氏分类如下：桂枝汤类一，19方；麻黄汤类二，6方；葛根汤类三，3方；柴胡汤类四，6方；栀子汤类五，7方；承气汤类六，12方；泻心汤类七，11方；白虎汤类八，3方；五苓散类九，4方；四逆汤类十，11方；理中汤类十一，9方；杂法方类十二，22方。

---

① 清·徐大椿撰. 伤寒类方·序. 见刘洋主编. 徐灵胎医学全书. 北京：中国中医药出版社，1999，163

《伤寒论》虽然只有区区113方，但是徐大椿的类方分类法仍不能满足方剂学研究的需要，还要专门列出"杂法方类"来进行补充。无论是张璐还是徐大椿的分类探索，仍然没有达到方剂学研究的目的。

第五节　按治法分类

以治法分类，亦称功能分类，始于北齐徐之才的"十剂"。原是对药物的一种分类方法，《本草纲目》在序例中说："徐之才曰，药有宣、通、补、泄、轻、重、涩、滑、燥、湿十种。"① 并于"宣可去壅""通可去滞""补可去弱""泄可去闭""轻可去实""重可去怯""滑可去著""涩可去脱""燥可去湿""湿可去枯"之下，各举数药为例。宋·赵佶著《圣济经》于每种之后加一"剂"字，如《圣济经·审剂篇》云："故郁而不散为壅，以宣剂以散之。"② 金·成无己在《伤寒明理药方论序》中说："制方之体，宣、通、补、泻、轻、重、涩、滑、燥、湿十剂是也。"③ 至此在方书中才有"十剂"这个名称，但用此分类方剂者却极为罕见。

一、"十二剂"分类法

金代李东垣在《东垣试效方》中，将"十剂"增加"寒、热"两剂而成"十二剂"。"今详之，惟寒、热二种，何独见遗？例如，寒：可以去热，大黄、朴硝之属是也。热：可以去

---

① 明·李时珍著. 本草纲目·序例. 北京：人民卫生出版社，1982，60
② 宋·赵佶撰. 圣济经. 北京：人民卫生出版社，1990，185
③ 金·成无己撰. 伤寒明理论. 上海：上海卫生出版社，1957，2

寒，附子、官桂之属是也。今特补此二种，以尽厥旨。"[1]这是对"十剂"分类法的一种扩展。

清·柯琴在《伤寒论翼·制方大法》中提到"仲景方备十剂之法：轻可散实，麻黄葛根诸汤是已；宣可决壅，栀豉、瓜蒂二方是已，通可行滞，五苓、十枣之属是已；泄可去闭，陷胸、承气、抵当是已；滑可去着，胆导、蜜煎是已；涩可固脱，赤石脂、桃花汤是已；补可扶弱，附子理中丸是已；重可镇怯，禹余粮、代赭石是已；湿可润燥，黄连阿胶汤是已；燥可去湿，麻黄连翘赤小豆汤是已；寒能胜热，白虎、黄连汤是已；热能制寒，白通、四逆诸汤是已"[2]。柯氏虽明言十剂，但实际论述中却是将仲景之方按十二剂分类。

清代陈修园在《时方歌括》（1801年）中，择选108首方剂按宣、通、补、泻、轻、重、燥、湿、涩、滑、寒、热十二剂分类。

陈氏在论述分类的时候，认为自己的方法源于经方。"轻可散实，仿于麻黄、葛根诸汤；宣可决壅，仿于栀豉、瓜蒂二方；通可行滞，仿于五苓、十枣之属；泻可去闭，仿于陷胸、承气、抵当之属；胆导、蜜煎，滑可去着之剂也；赤石脂、桃花汤，涩可固脱之剂也；附子汤、理中丸，补可扶弱之剂也；禹余粮、代赭石，重可镇怯之剂也；黄连阿胶汤，湿可润燥之剂也；麻黄连翘赤小豆汤，燥可去湿之剂也；白虎、黄连、泻心等汤，寒可胜热之剂也；白通、四逆诸汤，热可制寒之剂也。"[3]不难看出，陈氏所论的十二剂分类思想，实际上来源于

---

[1] 元·罗天益著. 东垣试效方. 见丁光迪、文魁编校. 东垣医集. 北京：人民卫生出版社，1993，402
[2] 清·柯琴著. 伤寒论翼·卷下. 见柯琴撰. 伤寒来苏集. 北京：中国中医药出版社，1998，245-246
[3] 清·陈修园著. 时方歌括·小引. 见林慧光主编. 陈修园医学全书. 北京：中国中医药出版社，1999，927

柯琴。

陈氏对方剂具体的加以分类,"补可扶弱",如四君子汤;"重可镇怯",如磁砂丸;"轻可去实",如九味羌活汤;"宣可决壅",如稀涎汤;"通可行滞",如导赤散;"泄可去闭",如三一承气汤;"滑可去著",如芍药汤;"涩可固脱",如玉屏风散;"湿可润燥",如清燥救肺汤;"燥可去湿",如神术汤;"寒能胜热",如泻白散;"热可制寒",如回阳急救汤。

柯、陈二人所说的"十二剂",其含义与"十剂"和李东垣"十二剂"略有出入。陈氏将"宣可去壅"变为"宣可决壅"、"通可去滞"变为"通可行滞"、"补可去弱"变为"补可扶弱"、"重可去怯"变为"重可镇怯"、"涩可去脱"变为"涩可固脱"、"湿可去枯"变为"湿可润燥",在逻辑上更为缜密。

二、"八阵"分类法

明·张景岳鉴于"古方之散立于诸家者,既多且杂,或互见于各门,或彼此之重复",而"类为八阵,曰补、和、攻、散、寒、热、固、因"。① 并在《景岳全书·新方八略引》中解释说:"补方之制,补其虚也。""和方之制,和其不和者也。""攻方之制,攻其实也。""用散者,散表证也。""寒方之制,为清火也。""热方之制,为除寒也。""固方之制,固其泄也。""因方之制,因其可因者也。"② 共选古方1516首,自制新方186首,均按"新方八阵""古方八阵"分类。八阵之外,复列有妇人、小儿、痘疹、外科诸方,以便临证应用。

清·黄庭镜仿《景岳全书》体例,在《目经大成》中将218

---

① 明·张景岳著.景岳全书.卷52.见:李志庸主编.张景岳医学全书.北京:中国中医药出版社,1999,1607
② 明·张景岳著.景岳全书.卷50.见:李志庸主编.张景岳医学全书.北京:中国中医药出版社,1999,1575-1578

首眼科内治方剂按照"八阵"分类。

其中补阵44方，如四君子汤、四物汤、八珍汤、十全大补汤等；和阵33方，如人参固本丸、逍遥散、羚犀逍遥散等；寒阵37方，如抑阳酒调散、九味芦荟丸、芍药清肝散；热阵19方，如理中汤、理阴煎、扶阳助胃汤等；攻阵19方，如通气利中丸、大柴胡汤、调胃承气汤等；散阵29方，如胜风汤、珠珀镇惊丸、独活寄生汤等；固阵13方，如玉屏风散、百合固金汤、妙香散等；因阵34方，如保婴丸、六一散、十味香薷饮等。

"八阵"已经体现出"按法类方"的思想，但是由于这种分类方法不能概括临床所有类型的方剂，还单设"因阵"将不能按前法归纳总结的方剂归类，故而尚欠完备。然而"八阵"分类法却不失为对方剂分类的有益探索。

第六节 药目分类法

北宋《太平惠民和剂局方》系我国第一部成药典，共载方788首，将中成药分为治诸风、治伤寒、治一切气、治痰饮、治诸虚、治痼冷、治积热、治泻痢、治眼目疾、治咽喉口齿、治杂病、治疮肿伤折、治妇人诸疾、治小儿诸疾14门。《太平惠民和剂局方》的这种分类法，被后世药铺沿袭为成药分类的典范。

清代的成药目录，时间较早的有《育宁堂颐世方书》（1689年）、《永安堂丸散药目录》（1744年）、《北京鹤年堂丸散汇集》（1758年）、《同仁堂药目》（1764年）、《叶种德堂丹丸全录》（1811年）等。此期的成药分类，较《太平惠民和剂局方》有所发展。

《育宁堂方书》，亦称《育宁堂颐世方书》，刻于"康熙己巳年仲春"（1689年），系收载清初康熙间北京育宁堂药店自家制售成药的说明书。据《全国中医图书联合目录》著录情况看，此书系目前国内现存最早的成方药目，在中国药业史和经济史上皆有重要地位。

此书把成药分为10门，门下列方。① 如风寒门下列秘制五加皮药酒、牛黄清心丸等。计风寒门35方、补益门59方、脾胃门51方、饮食门25方、诸火门37方、痰饮门30方、眼目门21方、妇科门33方、小儿门45方、疮疡门54方，共载成药390种。

最早的《同仁堂药目》始刻于乾隆甲申年（1764年）。书中把成药分为风痰、伤寒、燥火、补益、脾胃、痰嗽气滞、泻痢、眼目、疮科、妇科、小儿、咽喉口齿、杂治共13门类，分门列方。②

不难看出，由于中成药中补益类成药占有很大比重，所以药店在《太平惠民和剂局方》分类法的基础上，都将"补益"单列为一门。"补益"在概念上不属于以病分类，而应该属于治法范畴。而风、寒、燥、火等明显属于病因范畴。因此，清代成药目录所反映的分类法是一种以病证为主，结合病因、治法的综合分类法。

---

① 清·育宁堂主人辑.《育宁堂方书》. 中国中医科学院图书馆藏康熙己巳年原刊本
② 清·同仁堂辑.《同仁堂药目》. 中国国家图书馆藏乾隆甲申年刻本

第七节 《医方集解》新综合分类法完善了中医方剂学分类体系

由于以上各种分类法均无法较好地体现方剂的内在联系，反映方剂之间存在的内在规律，因此迫切需要有新的方剂分类方法出现，来适应方剂学发展的要求。

清·汪昂《医方集解》提出了新的综合分类法，完善了中医方剂学分类体系，标志着中医方剂学的初步形成。虽汪氏明言"兹仿陈氏、吴氏遗意而扩充之"，[①] 却一改前人以病统方的框架而代之以功效为纲类列方剂的模式。汪氏选"正方三百有奇，附方之数过之"，将所录正方与附方800余首，分为补养、发表、涌吐、攻里、表里、和解、理气、理血、祛风、祛寒、清暑、利湿、润燥、泻火、除痰、消导、收涩、杀虫、明目、痈疡、经产及救急良方共22剂。在每门开始，简要地阐述其涵义，然后每方依次叙述其适应症、药物组成，方义解释，附方加减等，同时对有关病源、脉候、脏腑、经络、药性、服法均有所论析。所载之方与前人方论均注明出处。作者自己的意见，则以"昂按"标明。因此本书虽名为"方解"，因其以法统方，集众家大成，晓之以理，实为由博返约的医学全书。

此书编排可谓颇具匠心。前面所述的"十剂""十二剂"、"八阵"等分类方法，在很大程度上是按功能分类的，属于按治法分类范畴；而药目分类法，结合了病证、病因、治法，其本质也是一种简单的综合分类法。汪昂在二者的基础上，加以改进。为了表示与此二者的区别，故本书将《医方集解》所创立的分类法称为新的综合分类法。《医方集解》创立的结合了以"因"统方和以"法"统方思想的新的综合分类法，突出了方

[①] 清·汪昂辑.医方集解·凡例.见：项长生主编.汪昂医学全书.北京：中国中医药出版社，1999，92

剂学说的自身特点，扩大了方剂应用的范围。既符合临床实用，又便于学习、理解和掌握方剂。更体现出中医理法方药的辨证特点，完善了方剂学分类体系。

之所以说《医方集解》的问世，标志着中医方剂学的初步形成。其主要的理由有下列三个方面：

第一，该书解决了方剂长期以来不能自成体系的分类问题。该书的分类能够突出方剂本身的特点，充分体现了方与法的关系，以法统方，有很强的概括性和包含性，既可归纳已成之方，还可包容未出而将出之新方，使数以万计的方剂能够归纳为一个完整之系统，此系方剂学建立的重要的关键所在。

其一类中，以"因"统方的内容计分为风、寒、暑、湿、燥、火、痰、食、虫、气、血等11类，基本上概括了中医外感、内伤的病因认识（书中救急良方则概括了中医"不内外因"的病因认识）。这种"以因统方"的归纳方法，突出了病因与证治的联系，比较符合辨证求因、审因论治的中医辨证施治程序，因而临床运用甚感方便。其按"法"统方的内容，则完全包括了汗、吐、下、和、温、清、消、补治疗八法。如发表属汗法，呕吐为吐法，除痰、消导为消法，补养剂属补法等。这种"按法统方"的归纳方法，体现了中医理论体系理、法、方、药的一贯性，因而学者便于体会掌握。

第二，《医方集解》收载研究的方剂达到一定数量，具备一定规模，能体现各类方初步的配伍规律。其选载主方384首，附方509首，共计893首，超出了现代高等中医院校统编教材《方剂学》之方数。上自汉唐，下至清初，对历代名医著作中的代表方剂尽可能地进行了选录，并以常用有效的各类古今名方作为收录的标准，所以其所载之方具有代表性、实用性、系统性，此亦为方剂学的必要条件之一，与某些专科方书、某部分方之方论等著作有所不同。

第三，对每个方剂研究有一定的广度与深度。首先申明方剂之方源出处，知方出于何时何医何书，以便探其创方的思想。其次详细主治病证病机，以明辨证立法，以法统方。再次阐明其方中组成的结构，配伍之原理，指出其君臣佐使的分工，以便掌握方之配伍规律。最后在主方之后附以加减之衍化方，以示临床用方的变化。其对方剂研究的广度和深度，已能够从中揭示创方的规律性，为后人学习成方，指导临床辨证立法处方提供了必要的知识与方法。

上述三个方面的结合，构成了研究方剂理论、揭示方剂配伍规律的一门系统的学科，故而说《医方集解》标志着中医方剂学的初步形成。然而解析上述三个原因，排在首位的也是最重要的原因就是创立了新的方剂综合分类法，后面两个特点，并非《医方集解》所独有。如《医方考》同样收载了700多首方剂，而且论方也有一定深度。《古今名医方论》收方150余首，所选取方论，皆为各家学术思想精华。但是无论是《医方考》还是《古今名医方论》，皆不能称之为中医方剂学初步形成的标记，究其原因，还是没有形成真正符合方剂学研究要求的方剂分类，形成方剂学的架构。《医方集解》所创立的新的方剂综合分类法，可以归纳成千上万的方剂，将之系统化，完善了中医方剂学的分类体系。

《医方集解》刊行后，吴仪洛的《成方切用》、费伯雄的《医方论》、张秉成的《成方便读》，直至现代方剂学著作，均沿袭《医方集解》的编写模式。如《成方便读》（1904年）继承了《医方集解》的综合分类法。张秉成将古今常用成方290余首，仍以汪氏法为蓝本，分为补养、发表、攻里等21类，附以七言歌诀，具有较大影响。近代广东名医卢朋于1927年编撰的《方剂学讲义》是我国首部方剂学教材。该书取法汪昂，将方剂分为17类：补益、发表、攻里、和解、涌吐、表里、消导、理气、理血、祛风、祛寒、清暑、利湿、润燥、泻火、除痰和救急之法。

《医方集解》的综合分类法成为现代方剂学分类的基础，现代方剂学教材的方剂分类均在此框架上加以调整而成。虽有古今精粗之别，但汪氏创制新的方剂综合分类法，功不可没。

小结

综上所述，对方剂分类的探索，自《内经》就已开始，其后历代皆有发明，如《内经》"七方"说、后世"十剂"说、"八阵"说等。但是无论是从病证、脏腑部位、病因、组成、治法等角度，甚至药目所用的《局方》分类法，都不能满足方剂学研究的需要。诸家的分类方法严格说均不是方剂学自身的分类，故而影响都不大。真正在方剂学分类上建立较严密的体系，使方剂学或为一门不依附于本草学或病症学的独立学科，并对后世产生深远影响的，则是汪昂的《医方集解》。《医方集解》所创综合分类法的合理性就在于它系统而实用，既便于临床运用，亦利于方剂教学。

第四章　方剂学理论的探索与提高

清代对于方剂学的发展的突出贡献，在于方剂学理论的提高。前代集方，已经达到相当数量，如明之《普济方》载方61 739首。一个医生可能终其一生也无法将其完全弄懂。因此，如何将如此多的方剂，系统总结，加以提高，升华到理论高度，使之为临床遣方用药服务，成为摆在学者面前的一个重要课题。清代医家对此作了不少贡献，在方剂配伍理论、方剂组方原则、方药服用方法、古今方药剂量考证等方面做了大量工作，其特别突出者如徐大椿，在其代表作《医学源流论》中，对方剂理论进行了大量探讨，如"方药离合论""古方加减论""方剂古今论""古今方剂大小论""用药如用兵论""制药论""煎药法论""服药法论""薄贴论"等专篇，详尽而细致地对方剂相关理论进行探讨。此外，柯琴亦在《伤寒论翼·制方大法》中，以伤寒方为例，对伤寒六经方的组方思路、组方禁忌等进行了阐释。

药物配伍理论，是方剂配伍理论的基础。清人在药物配伍理论方面，有了新的认识。

第一节　药物配伍理论的丰富

人类在长期的生活与劳动实践中，最初防治疾病的活动，是从单味药开始的，积累了如"常山截疟""柴胡退热"等一些简朴的用药知识。经过漫长岁月迁徙，人们逐步认识到疾病发生发展过程之复杂，单味药难以胜任，故出现了两味或两味以上药物的合用。人们对药物知识归纳、综合，逐步产生了药性理论。随之，药对及其理论也便有了雏形。药对的含义是指两味药成对相配，多有协同增效或减毒作用。① 由于药对由两味药物组成，同时具有辨证审因的特点，符合方剂的定义，故而药对就是一种最基本的方剂配伍。如《五十二病方》载："□□二，盐一，合挠而蒸"，治疗婴儿索痉。②《黄帝内经》中有乌贼骨、蘆茹配合治疗血枯，半夏与秫米相伍治疗失眠的记述。《吕氏春秋》则有"夫草有莘有藟，独食之则杀人，合食之则益寿"的记载。③《神农本草经》中七情合和，除单行外，均为从不同角度讨论配伍产生的不同效果。早期的有关论述，如《黄帝内经》的气味相合、《神农本草经》的七情合和等，奠定了药对理论基础。张仲景虽未直言药对，但对其应用颇有造诣。可贵之处在于临证变通，或一取其性一取其用，或性用兼取，自成条理。如麻黄与石膏配对，大青龙汤用之，麻杏石甘汤用之，越婢汤亦用之，病证不同，方理各异，药对配伍也各有道理。另外，仲景以两味药组方达40余首，体现了药专力宏的特色，为后人研究药对打下了良好基础。至北齐，徐之才著《药对》，以××为之使、畏××、恶××为主要形式，

---

① 中医药学名词审定委员会审定. 中医药学名词. 北京：科学出版社，2005，170

② 马王堆汉墓帛书整理小组编. 五十二病方. 北京：文物出版社，1979，40

③ 汉·高诱注. 吕氏春秋·卷25. 影印本. 上海：上海书店，1992，378

论述了药对的不同作用。其特点在于强调辨证选用药物，正如其序言所说："虚而劳者，其弊万端，宜应随病增减。"[①] 如菊花、卷柏为阳起石、桑螵蛸凡十物使，就是说菊花、卷柏可与阳起石、桑螵蛸等十种药物配对，以适应不同病证需要。隋唐五代到宋、金元及至明代，临床医学取得长足发展，药对理论研究虽处于低谷，但临床应用仍不断创新。如《宣明论方》滑石与甘草配对，《丹溪心法》二妙散之黄柏与苍术配对等，无不对后学产生深远影响。

明代李时珍言："药有七情：独行者，单方不用辅也；相须者，同类不可离也，如人参、甘草、黄柏、知母之类；相使者，我之佐使也；相恶者，夺我之能也；相畏者，受彼之制也；相反者，两不相合也；相杀者，制彼之毒也。古方多有用相恶相反者，盖相须相使同用者，帝道也；相畏相杀同用者，王道也；相恶相反同用者，霸道也。有经有权，在用者识悟尔"，[②] 对药物的配伍作了详细的解释，将七情配伍理论用"帝道""王道""霸道"等概念形象地加以说明。

"方以药成"，方剂是由药物配伍而成，药物配伍是方剂组成的基础，二者密不可分。研究药物配伍的规律，有助于加深对方剂配伍的理解。

一、《得配本草》中药物配伍理论的细分

清代，理论研究和典籍整理蔚然成风，药对研究也走出低谷。《得配本草》一书，重点阐述药物间配伍作用，其得、配、佐、和则萃取临床药对应用经验，可以说是自唐宋以来，论述

---

① 北齐·徐之才. 药对. 见宋·唐慎微撰. 重修政和经史证类备用本草. 影印本. 北京：人民卫生出版社，1957，37
② 明·李时珍著. 本草纲目·卷1. 北京：人民卫生出版社，1982，46

药对最多最详的著作。

《得配本草》成书于乾隆二十六年（1761年），是由严西亭、施澹宁、洪缉庵三人合撰的普及型本草著作。此书选《本草纲目》中药物647种，分25部，论述药物的性味、主治功用，特别阐述了药与药之间的相互作用，尤其是药物在治疗过程中的协同作用，将药品作用分为得、使、畏、恶、忌、伏、制、反、杀等。作者又根据相配药物的不同作用层次，将药物配伍分为得、配、佐、使、合、和、同、君等类别，作了详细的叙述。《得配本草》突出药物的归经，但更强调药物的配伍运用，"得一药而配数药，一药收数药之功，配数药而治数病，数病仍一药之效"，[①] 以尽显药物的功效。如书中论黄芪："甘微温，入手太阴经，兼入足太阴气分，助气补血，固腠理，益脾胃，托疮疡，止盗汗。得枣仁，止自汗。配干姜，暖三焦。配川连，治肠风下血。配茯苓，治气虚白浊。配川芎、糯米，治胎动、腹痛、下黄汁。佐当归，补血。使升、柴，发汗。"在临床上，遇到危重疑难病症，作者"三人必反复辨论，以故试其药"。[②] 因此，书中多临证心得，颇为实用。如卷2草部载荆芥配生石膏，治风热头痛。卷4草部载石韦配滑石，治淋痛。卷7木部载厚朴配杏仁，治哮喘等，都在今天的临床上行之有效，深受后世医家的好评。

二、方剂归经的萌芽

归经理论的渊源始自《内经》的"五味所入，酸入肝，辛

[①] 清·严洁，施雯，洪炜著. 得配本草. 北京：中国中医药出版社，1997，1

[②] 清·严洁，施雯，洪炜著. 得配本草·张序. 北京：中国中医药出版社，1997，3

入肺，苦入心，咸入肾，甘入脾"，[①]"夫五味入胃，各归所喜"，[②]"酸走筋，辛走气，苦走血，咸走肾，甘走肉是谓五走"。[③] 这些论述虽不是用来解释具体药物，但无疑对药物的归经有指导作用，为某些药理作用的认识奠定了理论基础。

对归经理论做出巨大贡献者，当属金元时期的张元素。在他的《医学启源》一书中，载"各经引用"药，并在"随证治病用药""药类法象"等章节中更加具体地记载了分部用药。《珍珠囊》一书载药113味，近30味药载有"某经药""某行经药"等内容，并创立了"引经报使"，正式把归经当作药性主要内容加以论述。在《脏腑标本药式》中，更是以脏腑为纲、标本为目而分类论药。其后王好古《汤液本草》，载药244种，有"入""走""引"经字样的中药已达80多种，而涉及有关归经内容的中药已达147味之多。金元时期标志着系统的归经理论已确立。

明代刘文泰、李时珍、缪希雍、李中梓等人，先后对归经理论进行阐发。清代学者对归经研究的风气较前代更盛。沈金鳌《要药分剂》（1773年）正式提出"归经"一词，将历代本草论及归经的内容统列在"归经"一项下，对引经报使理论作了系统总结。

清代，逐渐产生了方剂归经的整体认识，《傅青主女科》中有所讨论，《医方集解》则全面指出了方剂归经的见解，全书除急救方外，共有正方376首，其中368首有归经的叙述，占总数的97.9%。在每首正方下注明"此×××药也"，如虎潜丸"此足少阴药也"，麻黄汤"此足阳明药也"。入多经者

[①] 唐·王冰注. 黄帝内经素问·宣明五气篇第二十三. 北京：人民卫生出版社，1963，150

[②] 唐·王冰注. 黄帝内经素问·至真要大论篇第七十四. 北京：人民卫生出版社，1963，544

[③] 佚名. 灵枢经·九针论第七十八. 上海：商务印书馆，1954，122

如参乳丸"此手足太阴、足厥阴药也",四君子汤"此手足太阴、足阳明药也"。汪氏将本来属于中药药性范畴的归经理论,扩展成为方剂归经。对于后世方剂的分类研究,提供了新的思路。

对药物归经和方剂归经均有研究者,当属清代孙震元。他在《疡科会粹》中提出"诸经向导药"概念,按上下部位分别选药。如太阳经,上羌活,下黄柏;阳明经,上白芷、升麻,下石膏……①孙氏又对手足经分别列药,并设"通入药"。手太阴肺,如南星、款冬花、升麻等;足太阴脾,如草豆蔻、半夏、赤茯苓等;通入手足太阴肺脾者,如升麻、芍药、木瓜、玄胡索等。此外,在十二经之外,孙氏还单独设立"命门"一项用药,如附子、沉香、益智、黄芪。②

除用药外,孙震元还根据李东垣、罗谦甫、朱丹溪用药经验,将方剂按照六经分野使用,用以治疗痈疽,实现按部位用方。如太阳分野用内托羌活汤,阳明分野用白芷升麻汤、托里温经汤,少阳、厥阴分野用内托黄芪酒煎汤或内托黄芪柴胡汤。③

这样,孙氏将药物归经理论进一步发展,并开始使用方剂归经。他将痈疽等外科疾病,按照中医的皮部理论,选用药物和方剂,进行治疗,是对归经理论的系统总结。

---

① 清·孙震元撰. 疡科会萃·卷2. 北京:人民卫生出版社,1987,133
② 清·孙震元撰. 疡科会萃·卷2. 北京:人民卫生出版社,1987,134-136
③ 清·孙震元撰. 疡科会萃·卷2. 北京:人民卫生出版社,1987,169-175

第二节　方剂组方原则的阐释

清代前中期对于方剂组方原则，进行了全面探讨与实践。除了君臣佐使原则被大量应用于制方和释方外，对性味原则、五行生克原则、六气淫胜原则也均有阐释和应用。

一、君臣佐使原则

（一）君臣佐使原则的阐释

方剂，是在运用单味药治病的基础上发展到运用多味药治病后逐渐形成的。诚如徐大椿所说："医道起于神农之著《本草》，以一药治一病。但一病有数证……后之圣人，取药之对证者，令几味而成方，故治病必先有药而后有方"[①]。然而，方剂的组成，必须有一定的原则，古时称为"方制"，其具体的内容就是君、臣、佐、使。《素问·至真要大论》说："帝曰：方制君臣，何谓也？岐伯曰：主病之谓君，佐君之谓臣，应臣之谓使。"[②]历代医家无论是研究古方，还是创制新方，均以《内经》"方制"理论为指导，所以"方制"的君、臣、佐、使，是方剂学中的主要内容之一。《内经》以后，历代医家对君、臣、佐、使的含义作了一定的阐发，比较有代表性者，如明代何柏斋所云："药之治病，各有所主。主治者，君也；辅治者，臣也；与君相反而相助者，佐也；引经及引治之药至于病所

---

① 清·徐大椿撰．慎疾刍言．见刘洋主编．徐灵胎医学全书．北京：中国中医药出版社，1999，361-362
② 唐·王冰注．黄帝内经素问·至真要大论篇第七十四．北京：人民卫生出版社，1963，545

者，使也。"① 清·黄庭镜也说"君为王，臣为辅，佐为助，使为用，制方之旨也"。②

清代的韦协梦用军旅作比喻，对君臣佐使原则做了一详细总结："官有正师司旅，药有君臣佐使。君药者，主药也，如六官之有长，如三军之有帅，可以控驭群药，而执病之权。臣药者，辅药也，如前疑、后丞、左辅、右弼，匡之、直之、辅之、翼之。佐药者，引经之药，从治之药也。引经者，汇众药而引入一经，若军旅之有前驱，宾客之有摈相；从治者，热因寒用，寒因热用，消中有补，补中有消，既立之监，或佐之史，沉潜刚克，高明柔克，制其偏而用其长，斯能和衷而共济。使药者，驱遣之药也。若身之使臂，臂之使指，占小善者率以录，名一艺者无不庸，俱收并蓄，待用无遗。"①

至于将"君、臣、佐、使"名之曰"组成原则"，同方剂的定义及"方从法出"不但不矛盾，而且是相互联系，相互一致的。清代医家徐大椿在《医学源流论·方药离合论》中明白指出："方之与药，似合而实离也。……若夫按病用药，药虽切中，而立方无法，谓之有药无方"④。此处的"法"，即"制方之法"，也就是"君、臣、佐、使"。立方无法，方药就会各逞其性，而不能成为一个有机的整体。只有按照"君、臣、佐、使"之义，根据辨证、立法来遣药组方，才能既完全切合治疗的需要，又能使群药成为"有制之师"充分发挥其药效。所

---

① 清·喻嘉言著．医门法律·卷1．见清·喻嘉言著．蒋力生，叶明花校注．喻嘉言医学三书．北京：中医古籍出版社，2004，390

② 清·黄庭镜撰．目经大成·品药制方治病解．北京：中医古籍出版社，1987，39-40

① 清·韦协梦著．《医论三十篇·药有君臣佐使》．中国中医研究院图书馆藏清道光刻本

④ 清·徐大椿撰．医学源流论．见刘洋主编．徐灵胎医学全书．北京：中国中医药出版社，1999，129

以是"组成原则"。临床用方而不效，甚至助邪伤正，除辨证、立法与方药不合病情外，"立方无法"也是一个方面。为医者，不可不详审。

（二）君臣佐使的界定

方剂的组成原则是不可任意改变的，即君臣有序，相与宣摄。但何药为君，何药为臣，何药为佐使，又是以辨证与立法为前提，根据药的性味、归经、功用而确定的。所以徐大椿在《医学源流论·方药离合论》中又说："或守一方以治病，方虽良善，而有一二味药与病不相关者，谓之有方无药。"同时在《医学源流论·方剂古今论》中说："昔者，圣人之制方也，推药理之本原，识药性之专能，察气味之从逆，审脏腑之好恶，合君臣之配偶，而又探索病源，推求经络，其思远，其义精，味不过三四而其用变化无穷。"[①] 可知遣药组方既要严格遵照其组成原则，又要绝对服从治疗要求来选定具体的药及其药味和药量的多少。

此外，古方有的在方后就注有多种加减用法，如小柴胡汤就附有7种加减法，是在病机、治法与主证不变，方亦不变的情况下，个别症状不同而加减药味。若病机与主证有了变化，治法也应随之变化，方剂的具体组成也必须随之而变。例如麻黄汤与麻黄杏仁甘草石膏汤、三拗汤，都只是一味药的不同，但其全方的功用便分别为辛温发汗、辛凉清泄和宣肺散邪的区别。至于由三拗汤加味组成的华盖散，又重在宣肺祛痰，止咳平喘。这说明方剂组成固然有其严格的原则，但在具体组成中却又极其灵活，既可以"使药各全其性，亦能使之各失其性"，所以中药通过配伍组合成为方剂，可以应临证无穷之变。"组

---

① 清·徐大椿撰. 医学源流论. 见刘洋主编. 徐灵胎医学全书. 北京：中国中医药出版社，1999，130

成变化"的又一方面是给初学者以"变化之门径",不仅有助于成方的加减,而且可以进一步做到"师其法而不泥其方",从而在遣药组方中有所发展,有所创新。因此,在分析方剂各论的方剂时,应与总论中的方剂基础理论紧密结合,才能真有所得。

在临床中,每个方剂的君、臣、佐、使药并不是一成不变的。明代李中梓在《医宗必读》一书中说:"病无常形,医无常方,药无常品。顺逆进退,存乎其时;神圣工巧,存乎其人。"①因此,临床制方要灵活变通,不可拘泥不化。比如,六味地黄丸由熟地、山茱肉、山药、泽泻、丹皮、茯苓六药组成,主治肝肾阴虚之证。原方之义,以滋补肝肾之阴的熟地黄为君药,但《医方集解》引钱氏之说:"血虚阴衰,熟地为君;精滑头昏,山茱为君;小便或多或少,或赤或白,茯苓为君;小便淋沥,泽泻为君;心虚火盛,及有瘀血,丹皮为君;脾胃虚弱,皮肤干涩,山药为君;言为君者,其分用八两,地黄只用臣分两。"②韦协梦亦曰:"即如六味地黄汤,以熟地为君,为滋肾之要剂;温肝,则茱肉君而熟地臣矣;利湿,则茯苓君而熟地臣矣。一方如此,百方可知,变而通之,神而明之。方虽出于古人,药仍进于医手,安可抱残守缺,以某方治某病,必求几希之合,而昧化裁之妙哉!"③由此可见,一个方剂中的君、臣、佐、使应随症状的主次、轻重、缓急而变化,如是才能百治百验。

---

① 明·李中梓著.医宗必读.上海:上海卫生出版社,1957,12
② 清·汪昂辑.医方集解·卷1.见:项长生主编.汪昂医学全书.北京:中国中医药出版社,1999,107
③ 清·韦协梦.《医论三十篇·药有君臣佐使》.中国中医科学院图书馆藏清道光刻本

（三）君臣佐使原则的应用

由于清代方论类著作的普及，医家制方理论的提高，故而君臣佐使理论被广泛应用于方剂阐释。因为这方面应用太广，故而仅举两个例子说明。

《医方集解》中的四君子汤，汪昂说："此手足太阴、足阳明药也。人参甘温，大补元气，为君；白术苦温，燥脾补气，为臣；茯苓甘淡，渗湿泻热，为佐；甘草甘平，和中益土，为使也。"四君子汤中的四味药品，人参为君、白术为臣、茯苓为佐、甘草为使，用来做君臣佐使的范例，最为适宜。[①]

汪昂在分析紫菀汤时说："此手太阴药也。劳而久嗽，肺虚可知。即有热证，皆虚火也。海藏以保肺为君，故用紫菀、阿胶；以清火为臣，故用知母、贝母；以参、苓等为佐者，扶土所以生金；以甘、桔为使者，载药上行脾肺；五味子滋肾家不足之水，收肺家耗散之金，久嗽者所必收也。"[②]

二、性味原则

所谓性味是指四气五味而言，四气是寒热温凉，五味是辛酸甘苦咸。四气五味最早由《神农本草经》提出，其"序录"中说："药有酸、咸、甘、苦、辛五味，又有寒、热、温、凉四气。"[③]后世虽有所发展，如将四气加入微温、微寒、微热、微凉，然终不脱寒热温凉四性范畴。淡味、涩味、芳香亦从属于甘、酸、辛之中，仍为五之数。

---

① 清·汪昂辑.医方集解·卷1.见：项长生主编.汪昂医学全书.北京：中国中医药出版社，1999，119
② 清·汪昂辑.医方集解·卷1.见：项长生主编.汪昂医学全书.北京：中国中医药出版社，1999，122
③ 马继兴主编.神农本草经辑注.北京：人民卫生出版社，1995，16

方剂的性味原则，即根据病情需求，酌定性味以立法，再选取相应药物组成方剂的原则。性味原则，是根据《素问·至真要大论》中有关论述而来。"辛甘发散为阳，酸苦涌泄为阴，咸味涌泄为阴，淡味渗泄为阳，六者或收或散，或缓或急，或燥或润，或软或坚，以所利而行之，调其气使其平也。"① 所谓调其气使其平也，就是以药物的性味来治疗六气的胜复。一般味之辛者，能散能行；味之苦者，能燥能泄；味之咸者，能润下软坚；味之淡者能宣通渗利；味之酸者，能收能涩；味之甘者，能缓能守。辛味合甘能发能散，辛味合酸则散中有收，辛味合淡能宣通渗利，辛味合咸则结软坚，辛味合苦能通能降，辛合芳香则行而舒达等配伍规律，都是在长期的临床实践中所积累的宝贵经验。再参以性之温凉寒热，更可组成针对性较强的方剂，以调节人体气血阴阳、表里上下的偏胜，而达到治疗的目的。故缪希雍说："气味互兼，性质各异，参合多少，制用全殊，所以穷五味之变，明药物之能，厥有旨哉"。② 张景岳亦曰："用纯气者，用其动而能行；用纯味者，用其静而能守。有气味兼用者，和合之妙，贵乎相成。"③

在《温病条辨》中，吴鞠通将性味原则发挥淋漓尽致，为后人所称道。《温病条辨》全书238条，方198首，其中153方讲究性味配伍。吴鞠通在每方后注明选用何法，如邪在上焦，肺经受热，药用辛凉；邪在中焦，药用苦寒或苦咸寒；邪在下焦，药用甘酸咸寒。以湿温为例，上焦则芳香甘淡，中焦则苦寒或苦辛寒，下焦则苦辛淡或苦辛微寒。

---

① 唐·王冰注．黄帝内经素问·至真要大论篇第七十四．北京：人民卫生出版社，1963，540

② 明·缪希雍撰．神农本草经疏·卷1．见任春荣主编．缪希雍医学全书．北京：中国中医药出版社，1999，25

③ 明·张景岳著．景岳全书·卷1．见李志庸主编．张景岳医学全书．北京：中国中医药出版社，1999，893

如辛凉轻剂桑菊饮，来源于《临证指南医案·咳嗽》18案（连翘、薄荷、杏仁、桔梗、生甘草、象贝）。吴鞠通在叶方的基础上去象贝，加桑叶、菊花、苇根组成。

吴鞠通称之为"此辛甘化风、辛凉微苦之方也"。[①]在阐释制方之理时，他说"盖肺为清虚之脏，微苦则降。辛凉则平"，指出"今世金用杏苏散通治四时咳嗽，不知杏苏散辛温，只宜风寒，不宜风温，且有不分表里之弊"，"立此方所以避辛温也"，明确地指出应以辛凉立法治疗风温咳嗽。吴氏以桑叶、菊花、薄荷之辛凉，合连翘、桔梗之苦，甘草之甘，组成辛凉苦甘之剂。

咸寒苦甘是咸寒合苦寒及甘味药物构成，既有清热作用，又能甘苦化阴，其代表方剂如清宫汤。清宫汤用于太阴温病，汗出过多，神昏谵语，由元参心、莲子心、竹叶卷心、连翘心、犀角尖、连心麦冬组成。吴鞠通云："此咸寒甘苦法，清膻中之方也。谓之清宫者，以膻中为心之宫城也。"[②]认为元参味苦属水，犀角灵异味咸，二物为君。莲心甘苦咸，使心火下通于肾，又回环上升，使肾水上潮于心，故以为使。连翘象心，竹叶通窍清心，故以为佐；麦冬独取其芯，以散心中秽浊结气，故以之为臣。本方以犀角、元参之咸寒，合连翘、莲心之苦，麦冬之甘为主，构成咸寒苦甘之剂。

又如薏苡竹叶散用于治疗湿郁经脉，胸腹白疹。"内外合邪，纯辛走表，纯苦清热，皆在所忌，辛甘淡法，薏苡竹叶散主之"，[③]药用薏苡、竹叶、飞滑石、白蔻仁、连翘、茯苓块、白通草。吴氏谓"此湿停热郁之证，故主以辛凉解肌表之热，辛淡渗在里之湿，俾表邪从气化而散，里邪从小便而驱，双解

---

① 清·吴瑭著．温病条辨·卷1．北京：人民卫生出版社，1963，18
② 清·吴瑭著．温病条辨·卷1．北京：人民卫生出版社，1963，25
③ 清·吴瑭著．温病条辨·卷2．北京：人民卫生出版社，1963，98

表里之妙法也"。全方以竹叶之辛凉，薏苡之甘淡，佐以连翘之微寒，白豆蔻之辛香、滑石、茯苓、通草之淡渗而成。

时振声将《温病条辨》按照性味原则组方，归纳为辛凉、辛温、苦温、甘温、苦寒、咸寒、甘寒、苦辛、酸苦、酸甘共十类方剂，颇有道理。[①] 辛凉类方剂分为辛凉苦甘方（辛凉平剂银翘散、辛凉轻剂桑菊饮、辛凉重剂白虎汤等）、辛凉甘寒方（玉女煎去牛膝熟地加细生地元参方、减味竹叶石膏汤、银翘汤等）、辛凉芳香方（清络饮、加减银翘散）、辛凉淡渗方（茯苓皮汤、薏苡竹叶散）、辛凉辛温方（新加香薷饮，加减木防己汤）。辛温类方剂分为辛温甘苦方（桂枝汤、加味异功汤、扶阳汤等）、辛温苦淡方（安肾汤、鹿附汤、五苓散等）、辛温甘温方（人参石脂汤、参茸汤、露姜饮等）。苦温类方剂分为苦温甘辛方（杏苏散）、苦温辛凉（白虎加苍术汤、苍术白虎汤加草果）、苦温酸淡方（四苓合芩芍汤、四苓加木瓜厚朴草果汤）、苦温辛淡方（四苓加厚朴秦皮汤）。甘温类方剂有甘温苦辛方（加减补中益气汤、加味露姜饮）、甘温辛热方（四逆汤加人参、桃花汤）。苦寒类方剂分成苦寒清热方（茵陈蒿汤、栀子柏皮汤、加味白头翁汤）、苦寒辛香方（黄芩黄连汤）、苦寒辛通方（大承气汤、小承气汤，宣白承气汤）、苦寒酸甘方（导赤承气汤、栀子豉加甘草汤）、苦寒酸辛方（栀子豉加姜汁汤）、苦寒甘寒方（护胃承气汤、新加黄龙汤、冬地三黄汤、加减黄连阿胶汤）。咸寒类方剂有咸寒存阴方（一甲煎）、咸寒甘润方（三甲复脉汤、救逆汤）、咸寒苦辛方（安宫牛黄丸、至宝丹、紫雪）、咸寒苦甘方（清宫汤、加减清宫汤、化斑汤、清营汤、调胃承气汤、增液汤、犀角地黄汤）。甘寒类方剂分为甘寒生津方（雪梨浆、五汁饮）、甘寒养阴方

[①] 时振声.《温病条辨》代表性方剂的分析. 见方药中，许家松编. 温病汇讲. 北京：人民卫生出版社，1986，202-228

（益胃汤、玉竹麦门冬汤、沙参麦冬汤、三才汤、加减复脉汤、清燥汤、护阳和阴汤）、甘寒咸寒方（小定风珠）、甘寒辛苦方（三石汤）。苦辛类方剂有苦辛通方（宣痹汤、新制橘皮竹茹汤、加减桃仁承气汤、救中汤、椒桂汤、大黄附子汤）、苦辛温方（桂枝姜附汤、草果茵陈汤、椒附白通汤、苓姜竹桂汤等）、苦辛寒方（杏仁汤、小陷胸加枳实汤、加减泻心汤、三香汤、青蒿鳖甲汤等）、苦辛淡方（三仁汤、二金汤、二加减正气散、宣清导浊汤等）。酸苦类方剂分为酸苦涌吐方（瓜蒂散）、酸苦泄热方（栀子豉汤）、酸苦辛甘方（乌梅丸、减味乌梅丸、椒梅汤）、酸苦甘寒方（连梅汤）。酸甘类方剂如酸甘化阴方（生脉散、麦冬麻仁汤、人参乌梅汤）、酸甘咸寒方（大定风珠）、酸甘辛温方（三神丸）、酸甘辛甘方（清暑益气汤、双补汤、加减理阴煎）。

三、五行生克组方原则

五行学说属于古代哲学的范畴，是以木、火、土、金、水五种物质的特性及其"相生"和"相克"规律来认识世界、解释世界和探求宇宙规律的一种世界观和方法论。《内经》将五行学说应用于医学，使哲学理论与医学知识有机结合，形成了中医学的五行学说。中医学用五行学说认识人体局部、局部与整体、体表与内脏的有机联系以及人体与外在环境的统一。其贯穿于中医学的各个方面，用以说明人体的生理、病理，并指导临床诊断和治疗，成为中医学理论体系的重要组成部分。

《内经》以五行分属五味的理论为中心，论述了"法四时五行而治"的道理，[1]指出五味的偏颇会导致内脏五行关系逆

---

[1] 唐·王冰注. 黄帝内经素问·藏气法时论篇第二十二. 北京：人民卫生出版社，1963，141

乱，"是故味过于酸，肝气以津，脾气乃绝"。① 因肝木盛则克伐脾土，所以有"因不知合之四时五行，因加相胜，释邪攻正，绝人长命"的论断。② 虽然《内经》关于五行配伍的具体方法所论不多，但阐明了内脏五行关系的生克次序，记叙了药物五行运用的主从秩序，奠定了它的理论基础。

"夫肝之病，补用酸，助用焦苦，益用甘味之药调之。酸入肝，焦苦入心，甘入脾。脾能伤肾，肾气微弱，则水不行；水不行，则心火气盛；心火气盛，则伤肺，肺被伤，则金气不行；金气不行，则肝气盛。故实脾，则肝自愈。"③ 张仲景在《金匮要略》开篇即从五行立论，阐发了肝病传脾的必然趋势和治肝补脾的要妙，并解释了"酸、苦、甘"相合组方的机理，给后世方剂五行配伍如何说明药物在五行结构中的作用环节，树立了楷模。唐·王冰则提出了选药要"五味寒热温凉随胜用之"的观点。④ 宋·钱乙极为重视内脏生克关系，他所治的凉惊丸、泻黄散、导赤散、钩藤饮子等均包含有五行配伍的内容。

对五行配伍原则贡献最大者，当属张元素，他正式提出了"五行生克制方法"。"夫木火土金水，此制方相生相克之法也。老于医者能之。"⑤ 还举"当归拈痛汤""天麻半夏汤"为例说明之。

---

① 唐·王冰注. 黄帝内经素问·生气通天论篇第三. 北京：人民卫生出版社，1963，22

② 唐·王冰注. 黄帝内经素问·离合真邪论篇第二十七. 北京：人民卫生出版社，1963，173

③ 后汉·张仲景著. 金匮要略方论·卷上·脏腑经络先后病脉证第一. 北京：人民卫生出版社，1963，1

④ 唐·王冰注. 黄帝内经素问·至真要大论篇第七十四·王冰注. 北京：人民卫生出版社，1963，507

⑤ 金·张元素原著. 任应秋点校. 医学启源. 北京：人民卫生出版社，1978，214-215

明末清初，高鼓峰按生克理论绘制了二十五方总图，对于认识五行配伍组方的意义，很有参考价值。[1]

明末清初之际，擅长运用五行配伍组方原则者，当属傅山。

妇科病多冲、任、督、带诸脉受损，且多与脏腑机能失调有关。因经脉维系于脏腑，而脏腑之气血皆输布灌注于经脉。故调治经脉必须调整同时脏腑功能，并以肝、脾、肾三脏为中心。傅山在调整脏腑功能时，非常注意五行生克配伍，如：

（一）按相生法则配方

针对病脏为主，兼以调治其母子之脏，从而恢复其正常相生关系，是傅氏配伍的特点之一。如治经水先后无定期，制定经汤，以柴胡、白芍解肝郁，配熟地、菟丝子补肾水，母子俱调。因肝为肾之子，肝郁常累及肾，舒木当与养水相合，水滋木荣，升发有序，则不致郁而为害。又如治妊娠胎动不安，本肾水不足，制方既着眼于滋养肾阴，又考虑到"惟是肾水不能遽生，必须滋补肺金，金润则能生水，而水有逢源之乐矣"，[2]故在润燥安胎汤中，以熟地、生地补肾水，配麦冬、五味润肺金，金水相生，泉源不绝，也是母子俱理之法。

（二）按相克法则配方

五脏间若有生而无克，必亢而为害；克之太过，必生发不及。傅氏治相克关系的逆乱，总以助弱抑强为选药配伍的原则。克之太过者，为脏气亢奋，制约无权，处方多集平抑之药；克之不及者，多脏气不伸或疲弱，处方宜配扶助之品。如

---

[1] 清·高鼓峰．四明心法．见清杨乘六辑．医宗己任编．上海：上海卫生出版社，1958，15

[2] 清·傅山著．傅青主女科·女科上卷．上海：上海人民出版社，1978，33

治白带之完带汤，乃治肝木升发不及，横逆犯土，加之脾土疲弱，故湿不运而下流成白带。傅氏选大队健脾之品，扶土以御木侵，又配少量柴胡、荆芥穗，助肝木之升发，复疏泄而助土运之职。若肝木亢而为害，对脾土克伐太过，则又当平抑其强。如治赤带的清肝止淋汤，重用白芍配牡丹皮、香附，清泄平肝与疏达肝气相合，虽未扶脾，但肝木得平，则脾自不受其克。正如傅氏于本方方后云"是平肝正所以扶脾耳，又何必加人参、白术之品"[①]。

（三）生克并调配方

傅氏制方，常生克并调以调理脏腑。如顺经两安汤治经前便血，证属心肾不交，水火不侪。方用熟地、巴戟天以补肾，配人参、麦冬以养心，而伍当归、白芍、山萸肉以调补肝木者，傅氏释其义云："不知肝乃肾之子心之母也，补肝则肝气往来于心肾之间，自然上引心而下入于肾，下引肾而上入于心，不啻介绍之助也。"[②]可见，水火互不相济，从中调补肝木，则生克并理，使火位之下，水能承之，且开交通心肾之另一法门，其用心不谓不巧。

四、六气淫胜组方原则

《素问·至真要大论》提出了两个组方的规律。一是借助当时封建王朝的政治制度，定出了君、臣、佐、使的组方原则，这个比较简单，容易为后人理解、掌握，一直运用到现在。一是运用五运六气学说所制定的六气淫胜治则及制方

---

① 清·傅山著.傅青主女科·女科上卷.上海：上海人民出版社，1978，7

② 清·傅山著.傅青主女科·女科上卷.上海：上海人民出版社，1978，26

规律。这个组方规律，应该说是《内经》的重点，因为《素问·至真要大论》整篇主要讲的都是这个规律。君、臣、佐、使的组方原则在本篇中仅有两条条文，而有关六气淫胜的组方规律则有数十条条文。但是由于内容过于复杂，不易理解，故而未能被广泛地运用于临床来指导组方选药。今就此问题做些初步探讨。

《素问·至真要大论》曰："岁厥阴在泉，风淫所胜，则地气不明，平野昧，草乃早秀。民病洒洒振寒，善伸数欠，心痛支满，两胁里急，饮食不下，鬲咽不通，食则呕，腹胀善噫，得后与气，则快然如衰，身体皆重。""治之奈何？岐伯曰：诸气在泉，风淫于内，治以辛凉，佐以苦甘，以甘缓之，以辛散之。"

"厥阴司天，风淫所胜，则太虚埃昏，云物以扰，寒生春气，流水不冰。民病胃脘当心而痛，上支两胁，鬲咽不通，饮食不下，舌本强，食则呕，冷泄腹胀，溏泄瘕水闭，蛰虫不去，病本于脾，冲阳绝，死不治。""治之奈何？岐伯曰：司天之气，风淫所胜，平以辛凉，佐以苦甘，以甘缓之，以酸泻之。"[①]

除厥阴风气外，《至真要大论》还论述了其他邪气所致疾病及法则。即：

少阴热气："岁少阴在泉，热淫所胜……岐伯曰：诸气在泉，热淫于内，治以咸寒，佐以甘苦，以酸收之，以苦发之。"

"少阴司天，热淫所胜……岐伯曰：司天之气，热淫所胜，平以咸寒，佐以苦甘，以酸收之。"

太阴湿气："岁太阴在泉，草乃早荣，湿淫所胜……岐伯曰：诸气在泉，湿淫于内，治以苦热，佐以酸淡，以苦燥之，以淡泄之。"

---

① 唐·王冰注．黄帝内经素问·至真要大论篇第七十四．北京：人民卫生出版社，1963，508-515

"太阴司天，湿淫所胜……岐伯曰：司天之气，湿淫所胜，平以苦热，佐以酸辛，以苦燥之，以淡泄之。湿上甚而热，治以苦温，佐以甘辛，当汗为故而止。"

少阳火气："虽少阳在泉，火淫所胜……岐伯曰：火淫于内，治以咸冷，佐以苦辛，以酸收之，以苦发之。"

"少阳司天，火淫所胜……岐伯曰：火淫所胜，平以酸冷，佐以苦甘，以酸收之，以苦发之，以酸复之。"

阳明燥气："岁阳明在泉，燥淫所胜……岐伯曰：诸气在泉，燥淫于内，治以苦温，佐以甘辛，以苦下之。"

"阳明司天，燥淫所胜……岐伯曰：司天之气，燥淫所胜，平以苦温，佐以酸辛，以苦下之。"

太阳寒气："岁太阳在泉，寒淫所胜……岐伯曰：诸气在泉，寒淫于内，治以甘热，佐以苦辛，以咸泻之，以辛润之，以苦坚之。"

"太阳司天，寒淫所胜……岐伯曰：司天之气，寒淫所胜，平以辛热，佐以甘苦，以咸泻之。"

六气淫胜之治则原本是作为调节脏腑亢盛时所致疾病的治疗法则，是针对脏腑之间生克关系失调而作，是用以抑盛扶弱，调其平衡之大法。但它的根据是从自然界六气之制约关系而引申到人体的内脏失调，因此这种自然制约的关系，对风、热、湿、火、燥、寒六气亢盛而侵袭人体时亦可应用。如风气盛，侵袭人体形成外感风邪证时，当以辛味制之，正如《素问·阴阳应象大论》所言："东方生风，风生木，木生酸……在味为酸……辛胜酸。"[1] 风主温，当以凉制之，合而治以辛凉。风性急，当以甘缓之，辛甘发散为阳，过用则发散太过，有升无降，有阳无阴，故佐以苦味，使升中有降，阳中有阴。

---

[1] 唐·王冰注.黄帝内经素问·阴阳应象大论篇第五.北京：人民卫生出版社，1963，36-37

所以外感风邪时亦可治以辛凉，佐以甘苦。

吴鞠通在《温病条辨》中将六气淫胜组方规律加以发挥。如在银翘散的方论中，吴鞠通曰："本方谨遵《内经》，风淫于内，治以辛凉，佐以苦甘，热淫于内，治以咸寒，佐以甘苦之训。"[①]银翘散正是辛凉甘苦之剂，其以薄荷、牛蒡、淡豆豉之辛凉，辅以荆芥之辛温，在众多寒凉药中总的表现为辛凉，再合银花、竹叶、甘草之甘味，连翘、桔梗等之苦味，综合论之正是辛凉甘苦之剂，故为治外感风热之代表方。

苦寒清热即是以苦寒药为主的方剂，既具有清热作用，又可燥湿。吴鞠通称为"此湿淫于内，以苦燥之，热淫于内，佐以甘苦法也"，[②]方如茵陈蒿汤、栀子柏皮汤、加味白头翁汤等。如对阳明温病，无汗，或但头汗出，身无汗，渴欲饮水，腹满舌燥黄，小便不利而发黄者，吴鞠通用茵陈蒿汤治疗。其谓"此纯苦急趋之方也。发黄外闭也，腹满内闭也，内外皆闭，其势不可缓，苦性最急，故以纯苦急趋下焦也……茵陈……主治热结黄疸，故以之为君，栀子通水源而利三焦，大黄除实热而减腹满，故以之为佐也"，[③]全方均由苦寒药组成。

又如犀角地黄汤出自《备急千金要方》，用于治伤寒蓄血证及鼻出血、吐血等。温病学家用之为治热入血分之代表方，有清心泻火、凉血散瘀之功。其配方的法度亦符合于六气淫胜之"热淫于内，治以咸寒，佐以甘苦"法则。热在六气中属少阴君火，火胜以水制之，水之味为咸，热者寒之，故热气亢盛变作热邪，当治以咸寒。热则气软，以苦坚之，热则气上，以苦降之、泄之，热则气耗，以酸收之。然酸苦咸寒，纯阴无阳有碍脾胃生发之气，故佐以甘缓之。本方以犀角之咸寒，生

---

① 清·吴瑭著. 温病条辨·卷1. 北京：人民卫生出版社，1963，16
② 清·吴瑭著. 温病条辨·卷2. 北京：人民卫生出版社，1963，73
③ 清·吴瑭著. 温病条辨·卷2. 北京：人民卫生出版社，1963，74

地、丹皮之苦甘，芍药之酸收，与"热淫于内，治以咸寒，佐以甘苦，以酸收之，以苦发之"相合一致。

第三节 煎服法的发展

煎药法与服药法亦是方剂运用的一个重要环节，药物配伍与剂型选择虽皆严密，若煎法与服法不当，则药亦无功。正如徐大椿所言："病之愈不愈，不但方必中病，方虽中病，而服之不得其法，则非特无功，而反有害，此不可不知也。"[①]历代医家均对方药的煎服法非常重视，清代的徐大椿、韦协梦等人更是有专篇论述，对煎服法做了深入的探讨。现将煎药法与服药法分述如下。

一、煎药法

汤剂是临床最常用的剂型，根据药物性质及病情的差异，应采取不同的煎药方法。煎法是否适宜，对疗效有一定的影响，因此历代医家都颇为重视。《医学源流论》说："煎药之法，最宜深讲，药之效不效，全在乎此。"清人的精彩论述，主要集中在煎药用水和煎药方法两个方面。

（一）煎药用水

由于中药剂型多为汤剂，故而对于水的选择，历代医家也有不同的要求。如张仲景所用煎药溶媒有清水、潦水、甘澜水、清浆水、泉水、井花水、麻沸汤、东流水、清酒、苦酒、

[①] 清·徐大椿撰. 医学源流论. 见刘洋主编. 徐灵胎医学全书. 北京：中国中医药出版社，1999，136

蜜 11 种，前面 8 种溶剂均为水。根据病情的不同，选取不同的煎药用水。如麻黄连翘赤小豆汤用潦水，取其助药力而除瘀热之功；茯苓桂枝甘草大枣汤选用甘澜水，意在益胃健脾。清浆水性凉善走，枳实栀子豉汤、蜀漆散以其调中宣气，通关开胃，解烦渴，化滞物。

此后，对于水的论述层出不穷，但多见于本草类著作，如《本草纲目》卷 5 "水部"中记载 43 种水，清代《本经逢原》等本草类著作在"水部"也有论述。

清代何梦瑶在其代表作《医碥》（1751 年）中录有"煎药用水歌"：

> 急流性速堪通便，宣吐回澜水最宜。
> 百沸气腾能取汗，甘澜劳水意同之。
> 黄虀水吐痰和食，霍乱阴阳水可医。
> 新汲无根皆取井，除烦去热补阴施。
> 地浆解毒煎清暑，腊雪寒冰治疫奇。
> 更有一般蒸汗水，奇功千古少人知。
> 功堪汗吐何须说，滋水清金理更微。[①]

何氏用歌诀的形式，介绍了急流水、回澜水、百沸水、甘澜水（劳水）、黄虀水、阴阳水、新汲水、无根水、地浆水、腊雪水、寒冰水、蒸汗水的作用，便于学医者记忆和理解各种煎药水的特点，发展了仲景煎药用水的学说。

（二）煎药方法

煎药方法，是方剂煎法中的关键一环。由于方剂治疗目的不同，故而采用不同的煎药方法。而煎药方法是多种多样的，

---

① 清·何梦瑶撰. 医碥. 北京：人民卫生出版社，1994，796-797

如《慎疾刍言》（1767年）中说："煎药之法各殊，有先煎主药一味，后入余药者；有先煎众味，后煎一味者；有用一味煎汤以煎药者；有先分煎，后并煎者；有宜多煎首（补剂皆然），有宜少煎者（散剂皆然）；有宜水多者，有宜水少者；伺小煎而泡渍者，有煎而露一宿者；有宜用猛火者，有宜用缓火者。各有妙义，不可移易。今则不论何药，惟知猛火多煎，将芳香之气散尽，仅存浓厚之质，如煎烧酒者，将糟久煮，则酒气全无矣，岂能和荣达卫乎？须将古人所定煎法，细细推究，而各当其宜，则取效尤捷。"①

前代所论，不尽正确。如明代缪希雍所言："凡煎汤剂，必先以主治之为君药，先煮数沸，然后下余药。文火缓缓熬之得所，勿揭盖，连罐取起坐凉水中，候温热服之。"②这种不论方剂主治，药材质地，而简单以君药作为先煎的方法，值得商榷。

清人对煎药法作了深入探讨，其代表者如徐大椿，在《医学源流论》一书中设"煎药法论"专篇进行论述。徐氏用伤寒方为例对煎法作了说明：

"如麻黄汤，先煎麻黄去沫，然后加余药同煎，此主药当先煎之法也。

而桂枝汤，又不必先煎桂枝，服药后，须吸热粥以助药力，又一法也。

"如茯苓桂枝甘草大枣汤，则以甘澜水先煎茯苓。

"如五苓散，则以白饮和服，服后又当多饮暖水。

"小建中汤，则先煎五味，去渣而后纳饴糖。

"大柴胡汤，则煎减半，去渣再煎。

---

① 清·徐大椿撰．慎疾刍言．见刘洋主编．徐灵胎医学全书．北京：中国中医药出版社，1999，366

② 明·缪希雍撰．先醒斋医学广笔记．见任春荣主编．缪希雍医学全书．北京：中国中医药出版社，1999，752

"柴胡加龙骨牡蛎汤,则煎药成而后纳大黄。

"其煎之多寡,或煎水减半,或十分煎去二三分,或止煎一二十沸,煎药之法,不可胜数,皆各有意义。"①

他总结道:"大都发散之药,及芳香之药,不宜多煎,取其生而疏荡。补益滋腻之药,宜多煎,取其熟而停蓄。此其总诀也。"徐大椿的观点颇有见地,解表药、芳香药由于多含挥发油类,久煎则药性挥发,药效降低,甚至改变。厚味滋补药,用文火久煎,使药效尽出。这种观点,即使用现代方剂学的眼光来看,也是正确的。

韦协梦则按药气味厚薄来决定煎服法,他说:"煎烹有缓急次第,不可不知。即如熟地、茯苓之类,味厚而力难出,须先煎一炷香时,然后以群药继之;元参、陈皮之类,则较逊一筹;麻黄、羌活之类,则味薄而力易竭,不过数十沸而止。若熟地与羌活同煎,则味厚者不能尽其功,味薄者已升散殆尽。药性既减,其于治疗必有偏而不起之处。"②用药物气味的厚薄来说明煎服时间长短,有一定的现实意义。

二、服药法

(一)历代对服药法的认识

服药之法,前贤均有所论述。如孙思邈说:"凡服汤法,大约皆分为三服,取三升,然后乘病人谷气疆,进一服最须多,次一服渐少,后一服最须少,如此即甚安稳。所以病人于后气力渐微,故汤须渐少。凡服补汤,欲得服三升半,昼三夜

---

① 清·徐大椿撰. 医学源流论. 见刘洋主编. 徐灵胎医学全书. 北京:中国中医药出版社,1999,136
② 清·韦协梦著. 医论三十篇·煎烹有次第. 中国中医科学院图书馆藏清道光刻本

一。中间间食，则汤气灌溉百脉，易得药力。"[1]阐明了普通药物一日三次服用，补药一昼夜四次服用的观点。

李东垣则曰："古人服药活法，在上不厌频而少，在下不厌顿而多，少服则滋荣于上，多服则峻补于下。"[2]

明代缪希雍则认为："清热汤宜凉服，如三黄汤之类；消暑药宜冷服，如香薷饮之类；散寒药宜热服，如麻黄汤之类；温中药宜熟而热，补中药皆然；利下药宜生而温，如承气汤之类"，[3]提出了药物冷服热服的观点。

清代徐大椿在《医学源流论·服药法论》中，对于汗法方药和下法方药提出了不同的服用方法：

"如发散之剂，欲驱风寒出之于外，必热服而暖覆其体，令药气行于荣卫，热气周遍，挟风寒而从汗解。若半温而饮之，仍当风坐立，或仅寂然安卧，则药留肠胃，不能得汗，风寒无暗消之理，而荣气反为风药所伤矣。

"通利之药，欲其化积滞而达之于下也，必空腹顿服，使药性鼓动，推其垢浊从大便解。若与饮食杂投，则新旧混杂，而药气与食物相乱，则气性不专，而食积愈顽矣。"[4]

（二）服药法则

清代何梦瑶在《医碥》中对服药法作了系统总结，明确提

---

[1] 唐·孙思邈．备急千金要方·卷1．影印本．北京：人民卫生出版社，1982，13

[2] 元·李杲撰．郑金生辑校．用药心法．见天津科学技术出版社总纂．金元四大家医学全书．上册．天津：天津科学技术出版社，1994，868

[3] 明·缪希雍撰．先醒斋医学广笔记．见任春荣主编．缪希雍医学全书．北京：中国中医药出版社，1999，753

[4] 清·徐大椿撰．医学源流论．见刘洋主编．徐灵胎医学全书．北京：中国中医药出版社，1999，136

出了服药法则,将服药法则分为12类:①

急服:①通口直饮。重剂,治下部宜之。
　　　②趁热连饮,轻剂、偶剂,发汗宜之。
缓服:①趁热徐徐小饮。治肺病宜。
　　　②不用气随津自下。治咽喉病宜。
冷服:①寒剂冷服。治大热病宜。
　　　②热极冷服。治假热病宜。
热服:①热剂热服。治大寒病宜。
　　　②寒剂热服。治假寒病宜。
温服:①补药热服。取温补气。
　　　②平药热服。病不犯大寒热者宜。
空心服:①五更空心服。病在肾、肝,宜取其再睡一番,药入肾、肝。
　　　　②早起空心服。补下、治下宜。
　　　　③空心服后即压以食。制肾恐妨心,治命门恐妨肺者宜。
食后服:①食后即服。病在胸膈者宜。
　　　　②食远方服。病在中脘者宜,或病在胸膈用峻下药,恐饮食方在胃口,下早致胸结者亦宜。
临卧服:①服后正卧。病在胸膈,素有积者宜。
　　　　②服后左右侧卧。病在左右肋,使药直至病所。
　　　　③服去枕卧。病在肺及在膈以上者宜。
一二滚服:发散,治上病者宜。
百十滚服:温补,治中脘者宜。
浓煎服:治下部病者宜。
巳末午初服:于阴中引提阳气,宜补中益气汤、提疟汤

---

① 清·何梦瑶撰. 医碥·卷7·诸方下. 北京:人民卫生出版社,1994,795-796

皆是。

何氏的这种分法，已经非常详细和系统化，对于方剂的服用，很有指导意义。然而，何氏的服药中也有十分牵强的内容，如"服后左右侧卧，病在左右肋，使药直至病所"，"服去枕卧，病在肺及在膈以上者宜"，值得商榷，临床应区别对待。

（三）服药方法的具体应用

《温病条辨》是指导中医临床的重要著作之一，书中载方剂204首，广为医者采用，然其服药方法更切临床。兹就其特点总结如下：

一日二次服药法　即1剂药1天内分2次服下。《温病条辨》用此法者有57方，如宣痹汤、杏仁汤、厚朴草果汤等，多属芳香化湿、宣畅气机之剂。其作用较缓，不宜速效。可用于湿热性疾患。

一日三次服药法　即1剂药1天内分3次服下。共有74方用此法，所占比重最大。如白虎汤、清营汤、黄连阿胶汤等皆用此法服用，服药间隔时间不尽相同。如白虎汤"分温三服"，[①] 而减味竹叶石膏汤则"一时服一杯，约三时令尽"。[②] 此法药效迅速，多有清热解毒、清化湿热的作用，可用于外感热病正邪剧烈交争的中期或极期。

一昼夜四次服药法　即1剂药在24小时内分4次服下。有化斑汤、加减复脉汤等14方，服法为"日三服，夜一服"，[③] 多用于病情较重者。

频频服用法　有25方频频服用或频频外用。如增液汤、

---

① 清·吴瑭著．温病条辨·卷1．北京：人民卫生出版社，1963，19
② 清·吴瑭著．温病条辨·卷2．北京：人民卫生出版社，1963，61
③ 清·吴瑭著．温病条辨·卷1．北京：人民卫生出版社，1963，23

雪梨浆方、薄荷末擦舌等。多属生津养阴之品，用于温病后期阴液损伤者。

根据病情随时增减法 "先服一杯，约二时许，得利止后服，不知，再服一杯，再不知，再服"，[①]有大、小承气汤、五加减承气汤等。由于药性性味寒凉，作用猛烈，易伤正气，故里实热证常以此法治之。

集中服药方法 因病情较急，故而一日内服用多剂药。如翘荷汤日服2剂，甚者3剂；普济消毒饮去升麻柴胡黄芩黄连方（散剂）"每服六钱，重者八钱"，"约二时一服，重者一时许一服"，[②]皆属此法。这类方药多有较强的清热解毒作用，适用于邪毒炽盛而正气旺盛者。

又如《串雅内编》中的黄鹤丹，对于不同疾病，采用不同的服法。黄鹤丹由香附、黄连两味药组成，遇外感病用姜汤解散表寒，内伤病用米汤益胃气，气病佐以木香行气，血病用酒，行其通利血脉之用，痰病用姜汤和胃消痰，火病则用白滚汤，取其急下之功。[③]使仅仅由两味药组成黄鹤丹，扩大了主治范围，值得后人借鉴。

（四）对前人服药法的反思

《医方集解》对服药法的认识也很有见地。中药服法颇多讲究，其中有合理的经验总结，亦有一些臆度不实的内容，对此汪昂大胆提出了自己的看法。如《神农本草经》认为"病在胸膈以上者，先食而后服药；病在心腹以下者，先服药而后食"，[④]而且这种观点"古今相传，罔敢或异"，影响很深。如

[①] 清·吴瑭著．温病条辨·卷2．北京：人民卫生出版社，1963，60
[②] 清·吴瑭著．温病条辨·卷1．北京：人民卫生出版社，1963，29
[③] 清·赵学敏辑．串雅内编·卷1．见清·赵学敏著．串雅全书．北京：中国中医药出版社，1998，23
[④] 马继兴主编．神农本草经辑注．北京：人民卫生出版社，1995，30

宋·王怀隐亦曰："若病在胸膈以上者，先食后服药；病在心腹以下者，先服药而后食；病在四肢血脉者，宜空腹而在旦；病在骨髓者，宜饱满而在夜。凡药势与食气不欲相逢，食气消即进药，药气散即进食。"①

汪氏对这种服药法认为"不然"。他指出：凡人之饮食入腹，皆受纳于胃中，然后才能散布其精气于五脏六腑；汤药治病也必须经胃吸收后，才能输送其气味到达病所。故无论疾病位置在上或在下，都应饭前服药（刺激性药当不在此例），否则"食后服药，胃中先为别食所填塞，须待前食化完，方能及后药，是欲速而反缓矣"。②这种认识，即使是从现代医学的角度来衡量，也是比较合理的。

第四节 对古方剂量的考证

"剂量为医家不传之秘"，中医临床历来极为重视用药分量。药量的加减变化亦是方剂化裁的一种形式。药量不同，方剂的主治病证就会发生变化。如仲景的小承气汤和厚朴三物汤，二者都由大黄、枳实、厚朴三味组成。但小承气汤主治阳明腑实证，以大黄四两为君，兼为引经的使药，枳实三枚为臣，厚朴二两为佐，其病机是热结阳明，治当荡积泻热；厚朴三物汤主治大便秘结，腹满而痛，其病机是气闭不通，治当下气通便，故以厚朴八两为君，枳实五枚为臣，大黄四两为佐使。所以在剂量不同的情况下，方剂的功能就发生转化，产生

---

① 宋·王怀隐等编．太平圣惠方·卷2．北京：人民卫生出版社，1958，30
② 清·汪昂辑．医方集解·凡例．见：项长生主编．汪昂医学全书．北京：中国中医药出版社，1999，93

不同的临床效用。但是古方用药分量，尤其是唐代以前的方剂，从数字上看，和后世相差很多，这是由于古代度量衡制度在各个历史时期有所不同造成的。徐大椿一针见血地指出，"今之论古今方者，皆以古方分两太重为疑，以为古人气体厚，故用药宜重，不知此乃不考古而为此无稽之谈也"。并明确地说"古时斗、升、权、衡，历代各有异同。而三代至汉，较之今日仅十之二"。①

王绳林在《考证古方权量说》中，对于古今方剂剂量差异进行了精确的考证。

首先，王绳林采用了实验的办法，对古权进行了分析：

"考证古权之法，先作药升满曲尺二千分，中容井水，秤重一两二钱，而推得其同积异重之比例，假如水与蜜各贮一盏中，容积相等，而水轻蜜重，水若二十两，则蜜必二十九两，以此推算，一药升之水重一两二钱者，则一药升之蜜必一两七钱四分明矣。

"以三率明之：水二十，蜜二十九，水一两二钱，相乘得数三十四两八钱，以第一率之二十为法除之，得第四次一两七钱四分。蜜一两七钱四分。

"既得蜜一药升之重，以三率重测之，如法乘除，得蜜七合之重。

"药升一升，蜜今重一两七钱四分，药升七合，蜜今重一两二钱一分八厘。

"夫此七合之蜜，今重一两二钱一分八厘者，即古蜜十六两之数也，依上法重测之，得古一两，今若干之数。

"古十六两，今重一两二钱一分八厘；古一两，今重七分

---

① 清·徐大椿撰．医学源流论．见刘洋主编．徐灵胎医学全书．北京：中国中医药出版社，1999，131

六厘强。"①

王氏之法，颇为合理。先用容器称出水重和蜜重，算出二者比例，然后用一药升的水重乘以这个比例，得到一药升蜜重，再按 1∶16 的比例，算出"古一两"折合"今重"七分六厘多。在这个过程中，王绳林还注意到用多次测量的办法，来减小误差。

算出这个值，王氏还用古方剂量来进行检验：

"以古方参之：麻黄汤，麻黄三两（准今二钱三分），分三服，中病即止（每服止七分六厘）。

"小柴胡汤，柴胡八两（准今六钱），分三服。（每服止二钱）。

"承气汤，大黄四两（准今三钱），分再服，中病即止（每服止一钱半）。

"白虎汤，石膏一斤（准今一两二钱）。分三服（每服止四钱）。"②

进行检验的结果是令人满意的。

不仅是古权，王绳林还推算出体积单位"古一升"相当于当时的六勺七抄。一钱匕的重量为五分六厘，半钱匕为二分八厘，钱五匕为一分四厘；"一撮"，相当于当时四分。"凡药丸如梧子大者，准药末一分。如弹丸及鸡子黄者，准药末一钱。""凡药有云大升、大两者，以神农秤三两为一两，药升三升为一升。"③ 对于"撮""梧子大""弹丸""鸡子黄""大升""大两"等不规范的名词，用具体的数量加以规范。

---

① 清·王绳林著. 考正古方权量说. 见唐笠山纂辑. 吴医汇讲. 上海：上海科学技术出版社，1983，111-112

② 清·王绳林著. 考正古方权量说. 见唐笠山纂辑. 吴医汇讲. 上海：上海科学技术出版社，1983，112

③ 清·王绳林著. 考正古方权量说. 见唐笠山纂辑. 吴医汇讲. 上海：上海科学技术出版社，1983，114-115

王绳林除了对自己的推算进行解释，还对以往的医家所作的剂量研究的谬误之处，做了探讨。他解释《备急千金要方》中论诸药权量互求之法，往往不合的原因是"古今药性不同"所造成的。比如蜀椒、吴茱萸、地肤子、蛇床子等，古代采用阴干的方法，而清代都将其暴晒，"暴则药性为之轻，轻则各有差等，而权与量不相合矣"。①

他毫不客气地指出张景岳、李时珍在剂量方面的谬误。"武断之最者，莫如景岳，以其所宗者，系本之伪造夏律周鬴之郑世子也。"②张景岳将"古方一两"，定为"今之六钱"，"古方一升，今之三合三勺"。而李时珍将"古之一两"定为"今之一钱"，"古之一升"定为"今之二合半"，对此，王氏采用举例的方法，进行批驳。

他说："《肘后方》治消渴，以黄连三斤（准今三两六钱），纳猪肚中蒸服（依景岳说，是廿八两八钱矣，猪肚中能容之否？）。"又说"《千金方》治吞金银镮，用白糖二斤（唐以前方用糖，皆指饴糖，非蔗糖也），一顿（准今二两四钱），渐渐食之，多食亦佳（依张则十九两二钱，能作一顿服耶？）"③针对事实，用逻辑的方法，来证明前人谬误。

通过王绳林的考证，以前医者读书时所产生的种种疑问，也随之消失了。"古人疑汉方汤液，大剂三十余两，小剂十余两，用水六七升，煎取二三升，并分三服，若以古龠量水七升，煎今之三十两，未淹得过？又疑散末药只服方寸刀圭匕，圆子如梧子大，极至三十粒，汤液岂得如此悬绝？又疑风引汤

---

① 清·王绳林著. 考正古方权量说. 见唐笠山纂辑. 吴医汇讲. 上海：上海科学技术出版社，1983，115

② 清·王绳林著. 考正古方权量说. 见唐笠山纂辑. 吴医汇讲. 上海：上海科学技术出版社，1983，119

③ 清·王绳林著. 考正古方权量说. 见唐笠山纂辑. 吴医汇讲. 上海：上海科学技术出版社，1983，117

一料计五十五两，每用三指撮，水三升，煮三沸，去渣，温服一升，观其煮制，每只三指撮末，应料剂如此之多？今一旦考而正之，三疑尽释矣。"①

王绳林的实验，对于古今度量衡异制带来的古今方剂剂量差异问题，作出了详细而准确的答案。对于方剂学的发展，有重要的意义。一方面，能为学医者答疑解惑，解决了学者惑于古方分量，不能应用的问题；另一方面，则是承前启后，对于后来学者考证权量，做了有益的启迪。此外，王氏在实验中所持有的科学的态度，也是值得后人学习的。

小结

清代对于方剂学的发展的突出贡献，在于方剂学理论的提高。药物配伍、方剂归经理论的不断深化，为方剂学理论的提高奠定了基础。清代医家以徐大椿为代表在方剂配伍理论、方剂组方原则、方药服用方法、古今方药剂量等方面全方位的进行了不少研究。在传统的君臣佐使组方原则之外，对性味、五行生克、六气淫胜等组方原则的阐释和应用，均作了有益探索。

---

① 清·王绳林著. 考正古方权量说. 见唐笠山纂辑. 吴医汇讲. 上海：上海科学技术出版社，1983，120

第五章 "通治方"概念的确立和方剂加减化裁的新特点

通治方和方剂的加减化裁，体现中医治疗的原则性与灵活性相统一，两者关系密切，故而一并论述。

第一节 "通治方"概念的确立

所谓通治方，就是针对临床各科某一疾病的若干证候，或者针对许多疾病某一证候均能通治获效的方剂，它是中医学辨证论治和辨病论治相结合的产物。而"通治方"这个名词则首先由清代徐大椿正式提出。

一、"通治方"的正式提出

古代的通治方，是经过发展逐步得到充实的。《五十二病方》《内经》《武威汉代医简》《伤寒论》《金匮要略》中都有记述。晋·葛洪《肘后备急方》一书中明确提出了"通治"两字，如治卒发黄疸诸黄病中载："取小豆、秫米、鸡矢白各二分，捣筛为末，分为两服，黄汁当出，此通治面目黄即差。"[1]书中

---

[1] 晋·葛洪撰.葛洪肘后备急方.上海：商务印书馆，1955，119

对疟疾、头痛伤寒、痢疾等病证均列有通治方，如乌梅丸治一切疟，葱豉汤加减治数种伤寒等。《备急千金要方》中通治方的载述也很丰富。如卷12有"万病丸散"项，下列通治方，如芫花散、耆婆万病丸、仙人玉壶丸、太一神精丹等。宋代不少方书如《太平圣惠方》等，其中也有许多通治方的内容。

明·孙志宏《简明医彀》一书，论治部分的主要学术特色，就是在各种疾病后列有主方、成方及简方，详述加减法，便于读者参酌选用，"通治方"的特色十分显著。

从文献考证的角度，清·徐大椿《兰台轨范》中提出了"通治方"一词，谓："如一方所治之病甚多，则为通治之方，下立通治方一卷以俟随症拣用。"[①]

可见，通治方在明清时期才比较成熟起来，其中的通治方特色已十分突出。特别是以通治方为基础的方剂化裁衍生则更显灵活实用。

二、通治方的分类及特点

通治方因为通用于诸多疾病或证候，故而其组成特点也比较复杂。按其药味多少可以分为三类：

第一类是药味较少，仅由一至两味药组成者，多为民间经验用方，载于验方类方书之中。

单味药者即单方，如独参汤、《千金翼方》中之饵术方，不属于本书所涉及范围。

两味药者如"服牛乳方"，仅以牛乳和荜茇组成。关于其用法及效用，"上二味于铜器中，水三升，和乳合煎。取三升，

[①] 清·徐大椿撰．兰台轨范·序．见刘洋主编．徐灵胎医学全书．北京：中国中医药出版社，1988，302

顿服，日三。七日除一切气。"① 一般这类方剂均无法用中医理论进行解释，仅能直接应用，属于辨病（症）论治的范畴。

亦有两味药所组成的方剂，被广泛用于临床，如二神丸、参附汤，亦被列入通治方中。这类方剂中的药物，现在一般被用作药对来使用，属于辨证论治范畴。

第二类是组成药味数量适中，一般多为性质较为平和，适于各种疾病者。这类方剂多为临床常用方剂，如四君子汤、四物汤、二陈汤等。《兰台轨范·通治方》中所列97方中，有78方属于临床常用方，占总数的80.4%。这类方剂是通治方的主体，属于辨证论治范畴。

第三类通治方的组成药味一般较多，且常药性混杂，或温热同用，或补泻兼施。

如大活络丹，药用白花蛇、乌梢蛇、威灵仙、两头尖、草乌、天麻、全蝎、首乌、龟板、麻黄、贯仲、炙草、羌活、官桂、藿香、乌药、黄连、熟地、大黄、木香、沉香、细辛、赤芍、没药、丁香、乳香、僵蚕、天南星、青皮、骨碎补、白蔻、安息香、黑附子、黄芩、茯苓、香附、元参、白术、防风、葛根、虎胫骨、当归、血竭、地龙、犀角、麝香、松脂、牛黄、片脑、人参共50味。主治一切中风瘫痪，痿痹痰厥，拘挛疼痛，痈疽流注，跌扑损伤，小儿惊痫，妇人停经之证。方内以祛风、温里、祛湿药配伍补气、养血、养阴、助阳等扶正之品，适用于邪实正虚之证，属标本兼顾之治。徐大椿评曰："顽痰恶风，热毒瘀血入于经络，非此方不能透达。凡治肢体大证必备之药也。"②

又如《温病条辨》安宫牛黄丸，由牛黄、郁金、犀角、黄

---

① 清·徐大椿撰．兰台轨范·卷1．见刘洋主编．徐灵胎医学全书．北京：中国中医药出版社，1999，231

② 清·徐大椿撰．兰台轨范·卷1．见刘洋主编．徐灵胎医学全书．北京：中国中医药出版社，1999，237

连、朱砂、梅片、麝香、真珠、山栀、雄黄、金箔衣、黄芩组成。吴鞠通言："此芳香化秽浊而利诸窍，咸寒保肾水而安心体，苦寒通火腑而泻心用之方也。牛黄得日月之精，通心主之神。犀角主治百毒、邪鬼瘴气。真珠得太阴之精，而通神明，合犀角补水救火。郁金，草之香；梅片，木之香；雄黄，石之香；麝香乃精血之香。合四香以为用，使闭固之邪热、温毒深在厥阴之分者，一齐从内透出，而邪秽自消，神明可复也。黄连泻心火，栀子泻心与三焦之火，黄芩泻胆、肺之火，使邪火随诸香一齐俱散也。朱砂补心体，泻心用，合金箔坠痰而镇固，再合真珠、犀角为督战之主帅也。"①

还有一类通治方，原由海外传入，如《肘后》匈奴露宿丸、《千金》耆婆万病丸等。徐大椿言："此等即所谓海上奇方，如紫金锭之类。其所治之症，皆与《本草》不相合而确有神验，真不可思议也。"②这些方剂多系临床用之有效之品，但用中医理论却难以诠释，当属辨病论治的方剂。

三、通治方的应用

通治方的方剂组成确定之后，在临床具体应用时，如果采用汤剂剂型，则可以继续加减化裁，此种方式与一般方剂的加减化裁类似，故在此不予讨论。如果采用丸、散等药物组成相对固定的剂型，则可以采用不同的服用方法，来应对各种疾患。

如阿伽陀药在《兰台轨范》中，针对不同病症，共记载了22种服用方法。"诸咽喉口中热疮，以水煮升麻汤，下

---

① 清·吴瑭著．温病条辨·卷1．北京：人民卫生出版社，1963，26
② 清·徐大椿撰．兰台轨范·卷1．见刘洋主编．徐灵胎医学全书．北京：中国中医药出版社，1999，231

桐子大一丸，旦服之。诸面肿心闷，因风起者，煮防风汤服一丸……"。

针对不同病因，"因风起者"，防风汤下；"被蛇及恶兽等毒"者，麝香研药服，并以紫檀磨汁，和药涂患处；诸卒死，冷水服二丸；诸被压搞，当心带一丸，又水研一丸，三服；诸下部有疮，吞一丸。又煮艾槐白皮汤，研一丸灌下部。

针对不同病症，如诸咽喉口中热疮，以水煮升麻汤，下桐子大一丸，旦服之；诸四体酸疼，或寒或热，麻黄汤下一丸；诸被鬼挠乱，失心癫狂，艾汁下，如无青艾，干艾取汁亦可，并随身带一丸；诸传尸，水磨雄黄下；诸消渴，朴硝汤下；诸淋，水服二丸；诸疔肿，元参汤下；诸卒胸肠热，苦竹叶汤下；诸难产，以苏蒋二匕水煮服一丸，姜黄亦得；诸热疮，大黄取汁服，又以大黄和药调涂；诸吐血，若因热吐者，服之并瘥，因冷吐者，菖蒲汁下；诸鼻中血，刺蓟汁下，并研灌鼻；诸噎病，瓜蒌汁下；诸赤白带下，以丹皮、刺蓟根各二分，煮服；诸药毒恶忤，研服；恶疟，恒山汤下；瘟疫时气，元参汤下；诸痹湿及心风、心惊、战悸、多忘、恍惚、呕吐、黄疸、失音、风痛、脐下纹痛、霍乱吐痢、小儿惊啼、产后血结，并宜服之。

又如秘授万灵一粒九转还丹，见于《疡医大全》，治一切危急等证。方仅四味，由真鸦片、犀牛黄、真麝香、百草霜组成。然而方后的服法，却达76种之多。[①] 所治之病，从伤寒、伤风、下痢、咳嗽、哮喘、痨病、痛病、半身不遂等内科诸疾，乃至妇人带下、小儿惊风、眼病、虫牙火牙、痈疽疮疡、麻疯、杨梅疮，几乎无所不治。其应治之法，多以药汤服下。如赤痢，黄连汤下；白痢，木香汤下；火牙，石膏汤下；血闭

[①] 清·顾世澄撰. 疡医大全·卷7. 北京：人民卫生出版社，1987，306-310

经枯，四物汤下等，不一而足。

可见，以通治方为基础，在服用方法上创新（其本质也是一种加减化裁），是这类方药能有广泛用途的重要原因。通治方得以应用，应该是中医辨病与辨证结合的产物。

第二节 方剂加减化裁的新特点

一、方剂加减的含义

方剂是由药物配伍组成的，药物是决定方剂功效的主要因素。因此，当方剂中药味增加或减少时，必然使方剂组成的配伍关系发生变化，并由此导致方剂功效的改变。这种变化方式主要用于临床选用成方，其目的是使之更加切合新的病情。

方剂加减主要有以下两种含义：① 根据疾病或临床见症进行加减，不改变制方主旨，亦即不构成新方，或新方和原方主旨相近。② 由于病情不同，故选用相近成方加以改造，进行药物加减，构成新方。新方和原方的制方目的不同，方剂主治发生改变，这种情况亦称衍化。针对将方剂加减一两味即另立新名的现象，徐大椿指出"其有将古方增减一二味，即另立方名者，殊属僧妄。盖加减之法，稍知医理者皆能之。若易一二味即自名一方，则方名不可胜穷矣"，[①] 直陈弊端。

第一种情况，基本上属于选药指征一类，徐大椿解释说："古人即有加减之法，其病大端相同，而所现之症或不同，则不必更立一方，即于是方之内，因其现症之异，而为之加

---

① 清·徐大椿撰. 兰台轨范·凡例. 见刘洋主编. 徐灵胎医学全书. 北京：中国中医药出版社，1999，210

减。"并举例解释，"如《伤寒论》中，治太阳病用桂枝汤。若见项背强者，则用桂枝加葛根汤。喘者，则用桂枝加厚朴杏子汤。下后脉促胸满者，桂枝去白芍汤。更恶寒者，去白芍加附子汤。此犹以药为加减者也。若桂枝麻黄各半汤，则以两方为加减矣。若发奔豚者用桂枝，为加桂枝汤，则又以药之轻重为加减矣。然一二味加减，虽不易本方之名，而必明著其加减之药"，①属于随症加减范畴。

第二种情况，方剂主旨发生了改变。"若桂枝汤倍用芍药而加饴糖，则又不名桂枝加饴糖汤，而为建中汤。其药虽同，而义已别，则立名亦异。"②这种情况，属于方剂加减的高级形式。

二、清代方剂加减化裁的新特点

清代由于方剂学的发展出现了普及性和提高性的特点，因此在方剂加减方面亦有其特点。一方面，由于方剂学理论的提高，人们对于方剂变化的关注重点，已经从简单的随证加减用药，转向改造成方，使之能够适应新的疾病谱；另一方面，方剂学知识的普及，入门类方书的增多，客观上使得学医者要求这些入门方书中多讲述方剂衍化规律，找到方剂之间的内在联系，便于学习记忆方剂。

（一）设专篇论述

对于方剂加减化裁的理论论述，许多医家都用专篇进行理论探讨，如俞根初在《通俗伤寒论》中有"六淫用药法"专篇，讲述治疗六淫病方的加减要旨。

---

① 清·徐大椿撰．医学源流论．见刘洋主编．徐灵胎医学全书．北京：中国中医药出版社，1999，129-130
② 清·徐大椿撰．医学源流论．见刘洋主编．徐灵胎医学全书．北京：中国中医药出版社，1999，130

如寒病药，"外寒宜汗，宜用太阳汗剂药；里寒宜温，宜用太阴温剂药"，①病在上焦佐生姜、蔻仁；中焦可佐川朴、草果，或佐丁香、花椒；下焦可佐小茴、沉香，或佐吴萸、乌药。

叶天士的《温热论》更像是一篇温病临床用药指南。"在表初用辛凉轻剂，挟风则加入薄荷、牛蒡之属，挟湿加芦根、滑石之流。""如从风热陷入者，用犀角、竹叶之属，如从湿热陷入者，犀角、花露之品，参入凉血清热方中。若加烦躁，大便不通，金汁亦可加入，老年或平素有寒者，以人中黄代之，急急透斑为要"等。②

徐大椿在《医学源流论》中专设"古方加减论"对方剂加减作理论上的探讨。徐大椿以《伤寒论》方为例，讲述了方剂加减的意义、宗旨、方式、方法。

最后，徐大椿论述了古方和治病的关系。"能识病情与古方合者，则全用之。有别症，则据古法加减之。如不尽合，则依古方之法，将古方所用之药，而去取损益之，必使无一药之不对症，自然不倍于古人之法，而所投必有神效矣。"③

（二）高水平的衍化方

在方剂学理论水平提高之后，清代医家开始着手解决面临的实际问题。他们针对自己所遇到的疾病，开始用前人方剂化裁，创立了一批新的高水平的衍化方。

用前人方剂加减化裁，衍化新方者，吴鞠通水平颇高。他

---

① 清·俞根初原著．何廉臣增订．重订通俗伤寒论．福州：福建科学技术出版社，2004，51
② 清·叶天士．温热论．见黄英志主编．叶天士医学全书．北京：中国中医药出版社，1999，341
③ 清·徐大椿撰．医学源流论．见刘洋主编．徐灵胎医学全书．北京：中国中医药出版社，1999，130

汲取前人治方之精华，尤其是领悟叶天士论治温病方剂之奥旨，进行加减化裁，衍化新方，为一大家。

1. 随因加减

随因加减，系指根据致病因素的不同，对方剂进行加减化裁。

藿香正气散出自《太平惠民和剂局方》，功能解表化湿，理气和中，用来治"伤寒头疼、憎寒壮热，上喘咳嗽，五劳七伤，八般风痰，五般膈气，心腹冷痛，反胃呕恶，气泻霍乱，脏腑虚鸣，山岚瘴疟，遍身虚肿，妇人产前、产后，血气刺痛；小儿疳伤"诸般疾病。① 该方由大腹皮、白芷、紫苏、茯苓、半夏曲、白术、陈皮、厚朴、姜汁、苦桔梗、藿香、甘草组成。张秉成言之"治外感风寒，内伤湿滞，寒热头痛，胸膈满闷，及伤冷、伤暑、伤湿，疟疾，霍乱吐泻，凡感岚瘴不正之气者，并宜增减用之。夫四时不正之气，与岚瘴疟疾等证，无不皆由中气不足者，方能受之。而中虚之人，每多痰滞，然后无形之气，挟有形之痰，互结为患。故此方以白术、甘草补土建中者，即以半夏、陈皮、茯苓化痰除湿继之。但不正之气，从口鼻而入者居多，故复以桔梗之宣肺，厚朴之平胃，以鼻通于肺，而口达乎胃也。藿香、紫苏、白芷，皆为芳香辛散之品，俱能发表宣里，辟恶除邪。大腹皮独入脾胃，行水散满，破气宽中；加姜、枣以和营卫致津液，和中达表，如是则邪有不退，气有不正者哉"最为贴切。②

然其方本用来治伤寒，而吴氏欲将其用来治温病，一寒一热，显然不是十分适合，故吴氏将其加减化裁之，变为五个加减正气散，见表2。

---

① 宋·太平惠民和剂局编. 太平惠民和剂局方·卷2. 北京：人民卫生出版社，1985，78
② 清·张秉成辑. 成方便读·卷2. 上海：科技卫生出版社，1958，32

表2 《温病条辨》吴氏五首加减正气散

方 名	组 成 相同药	组 成 不同药	功 用	主 治	备注
一加减正气散	藿香厚朴广皮茯苓	杏仁、神曲、大腹皮、麦芽、茵陈	理气和中化浊利湿	三焦湿郁，脘连腹胀，大便不爽	茯苓用皮
二加减正气散		木防己、薏苡仁、大豆黄卷、通草	理气和中利湿通络	湿郁三焦，脘闷便溏，身痛，舌白	茯苓用皮
三加减正气散		杏仁、滑石	理气和中利湿清热	秽湿着里，舌黄脘闷，久则酿热	茯苓用皮
四加减正气散		草果、楂肉、神曲	理气和中化湿运脾	秽湿着里，邪阻气分，舌白滑，脉右缓	
五加减正气散		苍术、麦芽、大腹皮	理气和中燥湿运脾	秽浊着里，脘闷便泄	

以上五首加减正气散，均治湿温病，邪在气分，脾胃升降失常，气机阻滞之证。其病皆为湿阻脾胃，与藿香正气散之内湿外寒有别，故五方全以理气化湿和中为用。其中，一加减正气散为苦辛微寒法，乃湿郁微有化热，而症见大便不爽，故加用微寒之茵陈，利湿而兼清热；二加减正气散为苦辛淡法，乃湿邪偏盛，且兼湿阻经络，而症见便溏，身痛，故加苡仁、大豆黄卷、通草利小便以实大便，木防己通经络以祛经络之湿；三加减正气散为苦辛寒法，乃湿郁化热，或内有伏热，而症见舌黄，身热，故加用甘寒之滑石清湿中之热，杏仁利肺气，使气化则湿热俱化；四加减正气散为苦辛温法，乃湿阻气机，脾运不及，而见苔白滑，右脉缓，故加用草果、楂肉、神曲以运脾气；五加减正气散亦为苦辛温法，乃湿从寒化，脾运不及，而症见脘闷、便泄，故加用苍术燥湿温中以运脾阳，谷芽以升发脾胃之气。从此五法之中，深晓吴氏化裁古方之妙，虽均用正气散，而加减各有不同，可知用药非丝丝入扣，难能中病。

2. 随位加减

随位加减，系指根据病位之不同，对方剂进行的加减化裁。

如王清任创立血府逐瘀汤、通窍活血汤、膈下逐瘀汤、少府逐瘀汤、身痛逐瘀汤，系由桃红四物汤衍化而来。

桃红四物汤源出《医宗金鉴·妇人心法要诀》，系由唐《仙授理伤续断秘方》之四物汤加桃仁、红花而成。桃红四物汤治疗月经先期，血多有块，色紫稠黏之证，功能活血调经。

王氏按照瘀血部位的不同，分别创制五大逐瘀汤，见表3。①

表3 《医林改错》王氏五大逐瘀汤

方名	组成	功用	主治	部位
血府逐瘀汤	当归、生地、桃仁、红花、枳壳、赤芍、柴胡、甘草、桔梗、川芎、牛膝	活血祛瘀，行气止痛	头痛、胸痛、胸不任物、胸任重物、天亮出汗、灯笼病、瞀闷等	胸部
通窍活血汤	赤芍、川芎、桃仁、红花、光葱、鲜姜、红枣、麝香	活血通窍	头发脱落，眼疼白珠红，糟鼻子，耳聋年久，白癜风，紫印脸，青记脸如墨，牙疳，出气臭，妇女干劳，男子劳病，交节病作，小儿疳证，紫癜风	头部
膈下逐瘀汤	灵脂、当归、川芎、桃仁、丹皮、赤芍、乌药、元胡、甘草、香附、红花、枳壳	活血祛瘀，行气止痛	积块，小儿痞块，痛不移处，卧则腹坠，肾泻，久泻	膈下

---

① 清·王清任著. 医林改错. 上海：上海卫生出版社，1956，26-34

续表

方名	组成	功用	主治	部位
少腹逐瘀汤	小茴香、干姜、元胡、没药、当归、川芎、官桂、赤芍、蒲黄、灵脂	活血祛瘀，温经止痛	少腹积块疼痛，或有积块不疼痛，或疼痛而无积块，或少腹胀满，或经血见时，先腰酸少腹胀，或经血一月见三、五次，接连不断，断而又来，其色或黯、或黑、或块、或崩漏，兼少腹疼痛，或粉红兼白带	少腹
身痛逐瘀汤	秦艽、川芎、桃仁、红花、甘草、羌活、没药、当归、灵脂、香附、牛膝、地龙	治血行气，祛瘀通络，通痹止痛	肩痛，臂痛，腰疼，腿疼，或周身疼痛	周身

上述五个逐瘀附方均选用桃红四物汤中的川芎、当归、桃仁、红花为基础药以活血祛瘀治疗血瘀证。由于瘀血部位与兼挟证候不同，在选药配伍上各有侧重。

血府逐瘀汤伍用柴胡、枳壳、桔梗行气开胸，配牛膝引血下行，故尚能宣通胸胁气滞，主要用于胸中瘀阻而兼气滞之胸痛、心悸、内热烦闷之证；通窍活血汤配以麝香、老葱辛香开窍，故通窍止痛之力较好，主要用于头面瘀阻所致头痛、头晕、耳聋、脱发之证；膈下逐瘀汤配以元胡、香附、乌药等疏肝止痛，故行气止痛之效较好，主要用于膈下瘀阻气郁所致两胁、腹部疼痛，痛处固定，或瘕积痞块之证；少腹逐瘀汤配以小茴香、官桂、干姜温通下焦气机，故温经止痛之功略胜，主要用于少腹瘀阻寒凝，经闭、痛经等症；身痛逐瘀汤配以秦艽、羌活、地龙等祛风通络，故宣痹止痛之力较强，主要用于瘀阻肢体经络周身痹痛，经久不愈之候

3. 随症加减

随症加减，系指根据症状的不同，对方剂进行的加减化

裁。这是方剂化裁中最常见的一种。

吴鞠通制定一系列承气汤，就是随症加减的明证，见表4。

表4 《温病条辨》系列承气汤

方名	组成	功效	症状
大承气汤	大黄 芒硝 枳实 厚朴	峻下热结	痞、满、燥、实之阳明热结重证或热结旁流
小承气汤	大黄 枳实 厚朴	轻下热结	痞、满、实而不燥之阳明热结轻证
调胃承气汤	大黄 芒硝 甘草	缓下热结	阳明热结，燥实在下，而无痞满之证
护胃承气汤	大黄 玄参 细生地 丹皮 知母 麦冬	护阴泄热	阳明温病，下后数日，热不退或退不尽，舌苔干黑，或金黄色，脉沉而有力者
导赤承气汤	赤芍 生地 生大黄 黄连 黄柏 芒硝	泻火除烦通便	阳明温病，左尺牢固，小便赤痛，时烦渴甚
增液承气汤	增液汤加大黄、芒硝	滋阴增液，泄热通便	阳明温病，津液不足，无水舟停，间服增液，再不下者
承气合小陷胸汤	生大黄 厚朴 枳实 半夏 瓜蒌 黄连	泻火逐痰通便	温病三焦俱急，大热大渴，舌燥，脉不浮而燥甚，舌色金黄，痰涎壅甚
新加黄龙汤	细生地 甘草 人参 生大黄 芒硝 玄参 麦冬 当归 海参 姜汁	泄热通便，滋阴益气	阳明温病，应下失下，正虚不能运药

大承气汤、小承气汤、调胃承气汤出自张仲景《伤寒论》。三方均用大黄以荡涤肠胃。大承气汤硝、黄后下，且加枳、朴以行气，故攻下之力较峻猛，主治痞、满、燥、实俱备之阳明热结重证；小承气汤不用芒硝，且三味同煎，枳、朴用量亦减，故邪热攻下之力较轻，主治痞、满、实而不燥之阳明热结

轻证；调胃承气汤不用枳、朴，而后纳芒硝，而大黄与甘草煎，故泻热攻下之力较前两方缓和，主治阳明热结，燥实在下，而无痞满之证。

吴鞠通在仲景三承气汤的基础上，因症状不同，故而加减化裁出一系列新方。

护胃承气汤所治之下后热不退，为邪气复聚于胃，须再通其里，但正气日虚，阴津日耗，须加意防护其阴。故护胃承气汤虽有大黄之苦寒通下，仍有冬、地之甘寒，合知母、丹皮之苦寒，甘苦合化阴气以护其阴。

导赤承气汤用调胃承气汤减去甘草，加苦寒之黄连、黄柏，酸寒之赤芍，甘寒之生地，共奏泻小肠之火，通阳明热结之功，吴氏称为"二肠同治法"

增液承气汤用于服增液汤不下者，在增液汤基础上，加入硝黄，以芒硝、玄参之咸寒，合大黄苦寒，冬地甘寒，共成咸寒苦甘之方。吴鞠通谓之"此一腑内气血合治法也"。

若温热之邪弥漫三焦俱急，恐热邪煎熬肾水，病急方急，故用承气合小陷胸汤，此为小承气汤和小陷胸汤两方合用，急涤三焦热邪，化痰导下，以防结胸而救阴伤。

新加黄龙汤用于阳明温病，下之不通，或应下失下，正虚不能运药者，吴鞠通说：方以大黄苦寒通下，合生地、甘草、人参、麦冬之甘以生液养津，芒硝咸寒软坚润燥，元参、海参咸寒生津，又有归之滑润，姜之开结，俾少火实结之邪，一鼓宣通滑泄而尽去，全方为苦甘咸法，而以苦甘为主。吴鞠通称之为"邪正合治法"。

小结

以上,本书从通治方及方剂加减化裁两方面论述了清代前中期方剂学的一些特点。一方面,是通治方的概念得以正式确立,使得辨病和辨证两种中医认知方式能够继续存在发展;另一方面,由于此期方剂学理论的提高,使得方剂在加减化裁,衍化新方的水平上也达到了更高的高度,"少而精"是此期方剂加减问题上的特色。

第六章　借鉴前人经验，勇于创制新方

"方从法出，法以统方"，清代前中期医家随着对疾病和机体认识的不断加深，产生了新的治疗思路，直接指导临床遣方用药，从而导致了大量新方的出现。其中以温病学派和王清任创制新方最为突出。

第一节　温病方的成熟与创新

明清两代是疫病学与温病学的形成、发展阶段。在这一时期，明末的吴有性写出了第一部疫病学专著——《温疫论》。嗣后，清代的戴天章、杨璿、刘奎、余霖等人的疫病学著作相继问世，使疫病学的理论与辨治方法不断丰富，形成了温疫学派。至清代中叶，叶天士创立了卫气营血辨证，从而形成了温病学的理论体系，又经吴鞠通、王孟英等人不断加以充实，使温病学的理论和辨治方法更臻完善，形成了温病学派。这两个学派的形成，与时代变迁、医家所面临的疾病不尽相同有关，治法也因病而异。正如清·雷丰所说："又可著书，正崇祯离乱之凶年；鞠通立论，际乾嘉升平之盛世。一为瘟疫，一为温热，时不同而病亦异。"① 其实温疫学说与温热学说均属传染病范畴，两者既有区别，又有联系，彼此影响，互为补充。但是温病学派比温疫学派在理论上更为系统、全面，其辨证论治体系也包含了温疫在内。因此，可以说温病学派是在温疫学派基础上的进一步提高与发展。"清代三百年来医家的聪明才智，几乎都尽于此。所以清代最重视传染病，也是中国医学历史上最突出的一个现象。"②

清代前中期医学家如叶天士、薛生白、吴鞠通、余霖、俞根初等人在温病方剂创新方面，做出了突出的贡献。

一、温（湿）热类方剂的创新

温病学派是中医领域内一个重要的学术流派，它发端于宋元，形成于清代，以叶天士、吴鞠通为代表。他们的配伍用药特点，是以寒凉滋润、清热救津为主，同时，对《伤寒论》的方药运用作了继承和发展。因此，他们的配伍方法和用药经验颇受后世推崇。

另外，湿热类方剂的创新，当推与叶天士齐名的薛生白。他所著《湿热条辨》将湿热病证治提高到新的水平。

（一）叶天士对创制温热方的贡献

叶天士（1667—1746年）为清代温热病学大师，他不仅对温热病学的理论有深入的研究，而且对临床实践也有丰富的经验；他不仅精于外感热病的辨证论治，而且也擅长杂病的用药遣方。如《温热论》（1746年）、《临证指南医案》（1760年）就总结了叶氏一生制方用药的经验，尤其是《临证指南医案》，

---

① 清·雷丰著. 时病论·卷8·温瘟不同论. 北京：人民卫生出版社. 影印本. 1956，143
② 范行准著. 中国医学史略. 北京：中医古籍出版社，1986，197

临床案例丰富,涉及外感病及内、外、儿、妇诸科杂病。叶氏处方虽无方名,但确有一定的章法和规律。兹简介如下。

1.治卫分用辛凉透表方:叶氏治疗外感病邪在卫表者,遵《内经》"因其轻而扬之"之理,用药多选气味淡薄之品。如属风寒在表者,常用苏叶、杏仁、桔梗、淡豆豉或葱豉汤,极少用麻黄、桂枝、羌活、独活、白芷、细辛等燥烈峻猛之品。对于虚人外感风寒,叶氏亦用桂枝汤加减。如阴虚者加天花粉、杏仁,气血不足者加人参、当归、陈皮等。

如属温热之邪在表者,叶氏主张"在表初用辛凉轻剂","挟风则加入薄荷、牛蒡之属,挟湿加芦根、滑石之流",[①]选药多为清轻宣透之品。如风热之邪外袭肺卫,常用桔梗、连翘、桑叶、牛蒡子等,并佐以杏仁、香豉等微辛之品,组方性味平和,微凉疏散而无寒遏之弊。若热甚者,酌加黄芩、栀子、石膏之类。吴鞠通所创银翘散、桑菊饮即由此演化而来。但叶氏辛凉解表剂中甚少用银花、菊花之类药。

对于表证之兼挟,叶氏用药亦有相应的加减。如挟有湿邪者,多佐以滑石、芦根、通草以利水祛湿;如暑邪在表而兼寒湿者,则加香薷、丝瓜叶、六一散、扁豆等清暑散寒利湿;如兼肺燥津伤者,则加沙参、天花粉、玉竹、梨皮等清肺养阴;如风热或暑热之邪上干清窍而见头目如蒙、头胀者,多加薄荷、钩藤;咽喉疼痛者,多加射干、马兜铃等;如兼气机郁滞者,叶氏提出"宜微苦以清降,微辛以宣通",[②]常加厚朴、陈皮、枳壳、郁金、瓜蒌皮之类以宣通气机。

2.治气分用清热养阴方:叶氏对气分热盛之证,主以清透与清解之法。温热之邪初入气分时,多用辛寒清透。只有在邪

---

① 清·叶天士著.温热论.见黄英志主编.叶天士医学全书.北京:中国中医药出版社,1999,341

② 清·叶天士著.临证指南医案·卷5.见黄英志主编.叶天士医学全书.北京:中国中医药出版社,1999,137

热炽盛、日久不退时，才酌用苦寒清解剂。他说："热胜烦渴，用石膏、竹叶辛寒清散；若日数渐多，邪不得解，芩、连、凉膈亦可选用。"[1] 而无论清透或清解，均注意佐以甘寒养胃生津之品，所谓"甘寒清气热中必佐存阴，为法中之法"。[2]

如叶氏治无形邪热壅肺，用药多宗白虎汤，有时加入竹叶、麦冬以增强清透养阴之力。若肺气郁闭而见痞闷者，则加桔梗宣肺开闭；若肺热壅盛而兼表寒者，多宗麻杏石甘汤，或酌加黄芩、连翘，有痰酌加沙参、陈皮、瓜蒌皮；咽痛酌加射干、牛蒡子；若兼肺阴不足者，每加用北沙参、玉竹、天花粉之类，并用糯米汤煎，取其甘润之性。若属暑热犯肺，多用竹叶、滑石、西瓜翠衣、六一散等清解暑热之品，阴伤加天花粉，热盛加石膏。

若是肺热伤络，导致咳血、咯血，叶氏的治法并不着眼于止血，而是投以轻清甘润之品，清热宣肺养阴，则血可自止。所用清宣之药如桑叶、薄荷、杏仁、象贝等，清热之药如石膏、连翘、栀子等，养阴之药如玉竹、北沙参、天花粉、石膏等。若因暑热而致肺络破损咳血者，名为暑瘵。叶氏以青荷叶汁、六一散、绿豆皮、竹叶心等清暑热，佐以杏仁轻宣肺气。可见叶氏立意新巧，足以启示后人不可见血止血而忽视治病求本。

叶氏清热养阴的另一个配伍特点是喜用甘寒柔润之品。对于气分热甚者，尤须顾护胃阴，常用沙参、麦冬、玉竹、石斛、扁豆、蔗浆之类。他指出："阳明阳土，非阴柔不肯协

---

[1] 清·叶天士著. 临证指南医案·卷10. 见黄英志主编. 叶天士医学全书. 北京：中国中医药出版社，1999，301
[2] 清·叶天士著. 临证指南医案·卷5. 见黄英志主编. 叶天士医学全书. 北京：中国中医药出版社，1999，139

和"，①"阳土喜柔，偏恶刚燥"，②因而对李东垣补脾胃多用升阳之品有不同看法。他认为治脾之药不能笼统治胃，若胃阴素虚者，则芪、术、升、柴不可轻投。治脾可宗东垣甘温升发，治胃则宜甘凉通降，所谓"纳食主胃，运化主脾，脾宜升则健，胃宜降则和"，又云："太阴湿土，得阳始运，阳明阳土，得阴自安，以脾喜刚燥，胃喜柔润也。"③可以说，叶氏养胃阴的理论与方药，弥补了李东垣脾胃学说之不足。

3. 治营分用清营透热方：对于温热之邪传入营分之证，出现舌绛、夜烦不寐、肌肤斑点隐隐、脉细数者，叶氏提出"入营犹可透热转气"，④常用犀角、生地、玄参等清营解毒之品，配伍银花、花露、连翘、竹叶心等轻透气分之品。吴鞠通在此基础上创立清营汤。

若邪入心营而致神昏谵语者，叶氏乃在上述清营透热药的基础上，酌加清心化痰，芳香开窍之品，如郁金、石菖蒲、天竺黄、陈胆星、炒川贝、竹沥、至宝丹、牛黄丸之类。对于湿温病之神昏肢厥者，则以犀角、连翘、玄参、石菖蒲、银花等清心透营之品，配合赤豆皮、至宝丹利湿化浊，而不用生地、麦冬等滋腻助湿之品。若暑热扰心而致神昏者，则用竹叶、川连、鲜莲子、麦冬、茯苓、灯心等清心透邪之品，而不一概使用犀角、生地、至宝丹、牛黄丸等药。

4. 治血分用凉血化瘀方：若邪热深入血分，耗血动血者，

---

① 清·叶天士著．临证指南医案·卷3．见黄英志主编．叶天士医学全书．北京：中国中医药出版社，1999，90
② 清·叶天士著．临证指南医案·卷3．见黄英志主编．叶天士医学全书．北京：中国中医药出版社，1999，85
③ 清·叶天士著．临证指南医案·卷3．见黄英志主编．叶天士医学全书．北京：中国中医药出版社，1999，87
④ 清·叶天士著．温热论．见黄英志主编．叶天士医学全书．北京：中国中医药出版社，1999，341

叶氏提出："入血就恐耗血动血，直须凉血散血，如生地、丹皮、阿胶、赤芍等物。"[①] 在具体用药时，如气血两燔之发斑、昏谵者，则加用石膏、知母、羚羊角等气血两清，或配合天竺黄、茯苓、菖蒲等化痰开窍。如属湿毒郁遏气血，症见目赤唇焦，齿燥舌黑，发斑谵语者，则用犀角、川贝、绿豆壳、银花露、人中黄、芦根汁等清热化湿解毒。如属热灼血溢，叶氏则仿犀角地黄汤法，以犀角、生地、丹皮、芍药等凉血化瘀，配合竹叶心、玄参、丹参、石斛、茯苓等养阴宁心。挟瘀者，酌加琥珀、桃仁活血化瘀。热入血室，加柴胡、玄胡索、香附、陈皮等疏肝理气之品。

（二）薛生白对创制湿温方的贡献

薛生白（1661—1750年），名雪，自号一瓢。清初吴县人，与叶天士并重于医林。薛氏学识渊博，治学醇而不杂，所著《湿热条辨》（刊于1831年）是温病学发展史上系统而完整的阐述湿温证治的最早文献。该篇46条条文，列出方药者占44条。然除古方外，薛氏只列举所用药物，与叶氏相同，均未另立新方名，又给研究者带来了不便。为方便讨论，故本处使用后人给薛氏方定名。

湿温病湿热相合，湿中蕴热，治疗要湿热兼顾并分离之，故吴鞠通言："徒清热则湿不退，徒祛湿则热愈炽。"[②] 治疗上要注意分辨湿与热的轻重。

1.湿重于热者，薛氏立辛香解表方与渗湿泻热方治之。

① 薛氏辛香解表方（藿香、香薷、苍术皮、薄荷、牛蒡

---

① 清·叶天士著．温热论．见黄英志主编．叶天士医学全书．北京：中国中医药出版社，1999，341-342

② 清·吴瑭著．温病条辨·卷2．北京：人民卫生出版社，1963，96

子），①方中藿香配苍术皮芳化湿浊，行气和中；香薷、羌活辛散表湿，通络止痛；薄荷、牛蒡子疏风透表，以使表湿得微汗而解。全方辛香走表，化湿和中，适用于湿邪困表而未化热之证。

②薛氏渗湿泄热方（滑石、大豆黄卷、茯苓皮、苍术皮、藿香叶、鲜荷叶、白通草、桔梗），方中苍术皮、藿香叶、鲜荷叶、桔梗芳化透湿，理气和中；滑石、大豆卷、茯苓皮、通草泄热。因湿已化热，辛散药不宜多用，以免助热动湿，故以清泄为主。

2. 热重于湿者，薛氏以白虎加苍术汤治之。"湿热证，壮热口渴，自汗，身重，胸痞，脉洪大而长者，此太阴之湿与阳明之热相合，宜白虎加苍术汤。"②石膏辛寒，辛能解肌热，寒能胜胃火；知母苦润，苦以泻火，润以滋燥；甘草、粳米益气养胃，苍术除太阴之湿。本方清阳明实热而理太阴之湿，对气分实热挟湿者有良好疗效。

3. 湿热并重者，"湿热证，初起即胸闷不知人，瞀乱大叫痛，湿热阻闭中上二焦。宜草果、槟榔、鲜菖蒲、芫荽、六一散，各重用，或加皂角，地浆水煎"。③湿热俱盛，兼挟秽浊，熏蒙阻闭，当急以辛通开闭，除湿逐秽治之。草果、槟榔、芫荽等，辛香燥湿辟秽，以开气机之阻闭；鲜菖蒲芳香化浊逐秽，以解清窍之壅塞；六一散清热利湿泄浊。若阻闭壅塞更甚者，可再加皂角之辛窜开通，地浆水解暑去浊。薛氏自注："此条乃湿热俱盛之候。而去湿药多清热药少者，以病邪初起

---

① 原题清·薛生白著. 湿热条辨. 见盛增秀主编. 王孟英医学全书. 北京：中国中医药出版社，1999，68

② 原题清·薛生白著. 湿热条辨. 见盛增秀主编. 王孟英医学全书. 北京：中国中医药出版社，1999，80

③ 原题清·薛生白著. 湿热条辨. 见盛增秀主编. 王孟英医学全书. 北京：中国中医药出版社，1999，73

即闭，不得不以辛通开闭为急务，不欲以寒凉凝滞气机也。"①

4. 若湿热病气分证久延，邪热渐衰，余湿未尽，则以薛氏五叶芦根汤治之，药用藿香叶、薄荷叶、鲜荷叶、枇杷叶、佩兰叶、芦根、冬瓜仁。方中藿香叶、佩兰叶、鲜荷叶、薄荷叶、枇杷叶芳香化浊，轻清宣透，醒脾舒胃以畅中，芦根、冬瓜仁配五叶宣畅气机，还可清利余湿。邪气已衰，不宜重剂克伐，以免再伤中焦之气。薛生白说："此湿热已解，余邪蒙蔽清阳，胃气不舒，宜用极轻清之品，以宣上焦阳气。若投味重之剂，是与病情不相涉矣。"②

5. 薛氏救阴泻邪方，③主治湿热化燥痉厥，症见壮热、口渴、痉搐、昏谵等，由犀角、羚羊角、连翘、生地、玄参、钩藤、银花露、鲜菖蒲、至宝丹组成。其中犀角、羚羊角凉营清热，息风止痉；生地、元参滋养阴液又能凉营；连翘、钩藤、银花露透泻包络与肝经之热；鲜菖蒲、至宝丹清心开窍豁痰。全方共奏养阴泻热，开窍息风之功。

（三）吴鞠通的三焦温病方剂体系

吴鞠通（1758—1836年）是清代温病学派著名代表人物，与叶天士齐名。他治学严谨，溯源《内经》《难经》，问道长沙，博采众长，去芜存菁，间附己意，发微创新，集生平之心得，著成《温病条辨》（1798年）和《吴鞠通医案》（1833年），两书可谓理论与实践交相辉映，外感与杂病兼容并蓄。

温热病三焦辨证乃由吴鞠通所倡导。其理论渊源于《内

---

① 原题清·薛生白著. 湿热条辨. 见盛增秀主编. 王孟英医学全书. 北京：中国中医药出版社，1999，73-74

② 原题清·薛生白著. 湿热条辨. 见盛增秀主编. 王孟英医学全书. 北京：中国中医药出版社，1999，71

③ 原题清·薛生白著. 湿热条辨. 见盛增秀主编. 王孟英医学全书. 北京：中国中医药出版社，1999，70

经》《伤寒论》，吴氏加以引申和发展，成为外感温热病的辨证论治体系，以补伤寒学说之未备。

吴氏将三焦证候的治疗原则归纳为："治上焦如羽，非轻不举；治中焦如衡，非平不安；治下焦如权，非重不沉。"① 形象地指出了三焦用药的特点，应根据病位层次的浅深高下而有升降浮沉之别。在具体运用上，吴氏善于总结和借鉴前贤经验，并结合自己的实践体会，创立了一批著名的方剂。

1."治上焦如羽，非轻不举"：吴鞠通立辛凉平剂银翘散、辛凉轻剂桑菊饮为主方，治疗温病邪在肺卫，邪浅病轻，治宜轻清宣透，使邪从汗解。吴氏谓银翘散"纯然清肃上焦，不犯中下，无开门揖盗之弊，有轻以去实之能"②；桑菊饮"辛甘化风，辛凉微苦"，"肺为清虚之脏，微苦则降，辛凉则平，立此方所以避辛温也"。两方正是利用银花、连翘、荆芥、薄荷、桑叶、菊花等辛凉清解药物升、浮、轻的特性，使其直达上焦肺卫，以宣透风热之邪。

吴氏以新加香薷饮（香薷、银花、连翘、鲜扁豆花、厚朴皮）主治于夏日外感暑湿，复受寒邪，郁闭肌表之暑湿证。方中香薷辛温芳透，能由肺经而直达其络，疏表散寒而兼以祛暑化湿，有"夏月麻黄"之称；鲜扁豆花芳香而散，且保肺液。厚朴皮苦温燥湿，又以连翘、银花，取其辛凉透肺经之表之功。

此外，吴氏以桑杏汤（桑叶、杏仁、豆豉、贝母、栀皮、沙参、梨皮）辛凉甘润，治秋燥伤肺；以翘荷汤（薄荷、连翘、栀皮、绿豆衣、桔梗、甘草）辛凉清火，治燥气化火，清窍不利；以清络饮（鲜荷叶边、鲜银花、西瓜翠衣、鲜扁豆花、丝瓜皮、鲜竹叶心）清宣肺络，治暑湿上蒙，清窍不利；

---

① 清·吴瑭著. 温病条辨·卷4. 北京：人民卫生出版社，1963，176
② 清·吴瑭著. 温病条辨·卷1. 北京：人民卫生出版社，1963，18

以清宫汤（犀角尖、玄参心、莲子心、连心麦冬、竹叶卷心、连翘心）清心开窍，治肺卫之邪逆传心包，痰热闭阻包络，神志被蒙，症见神昏谵语，或昏愦不语、舌謇肢厥者。吴氏说："此方独取其心，以散心中秽浊之结气。"诸药俱用心，寓轻清宣透之意，并合叶天士"入营犹可透热转气"之旨。

从以上诸方可以看出，吴氏治邪在上焦诸证，均选气轻味薄之品以辛凉轻透肺卫表邪，体现了"治上焦如羽，非轻不举"的治则。

2."治中焦如衡，非平不安"：温病邪入中焦，邪正相争剧烈，实证居多。"实则泻之"，邪盛则宜用攻逐之法，非质轻味薄之品所能胜任；正气不虚亦无须进补，更非味厚滋腻之品所宜。如胃热炽盛者，治以白虎汤之类清热生津；热结肠腑者，治以承气汤之类攻下泄热；湿困脾胃者，治以藿朴夏苓汤或三仁汤之类宣气化湿。无论是攻是清，是温是化，均为祛除病邪，恢复脾胃功能，使中焦气机升降趋于平衡，故云："治中焦如衡，非平不安。"

如对中焦温热病证的治疗，吴氏主要遵仲景阳明病辨证用药。或直用经方，如白虎汤、白虎加人参汤、大承气汤、小承气汤、调胃承气汤等；或根据病情加减化裁。如对阳明腑实证兼痰热阻肺者，用宣白承气汤（杏仁、石膏、蒌皮、大黄）脏腑合治，上下宣通。对于阳明腑实证兼小肠热盛者，治用导赤承气汤（黄连、黄柏、生地、芍药、大黄、芒硝）泻热攻下，滋阴生津，既清小肠、膀胱之热，又通大肠之滞，使二便通利。

对于温热病邪蒙扰心包，兼阳明腑实，下而不通者，用牛黄承气汤（生大黄、安宫牛黄丸）攻下腑实，清心开窍。

若阳明腑实下后津亏，无水行舟者，用增液承气汤（玄参、生地、麦冬、大黄、芒硝、甘草），以增液汤滋阴润燥，增水行舟；调胃承气汤泻热通结。若下后余邪复聚于胃，耗伤阴津，致身热不退者，用护胃承气汤（大黄、玄参、生地、知母、丹皮）泻余邪而护胃阴。

3."治下焦如权，非重不沉"：温病之后期，邪传下焦，邪热耗伤肝肾之阴，虚多邪少，故治疗宜选用味厚质重之品，以滋填肝肾之阴，潜镇上浮之阳。

如吴氏创立三甲复脉汤、大定风珠等方，所用药物多属重浊滋腻之品，如阿胶、白芍、干地黄、麦冬、鸡子黄、淡菜等，甚则用鲍鱼、猪脊髓、海参、羊肾等，并配伍重镇潜阳之牡蛎、鳖甲、龟板、石决明等。盖因真阴欲竭，厚味浓浊滋腻之品能直达下焦填补真阴；且阴虚易致肝风内动、肝阳上亢，故配以咸寒重镇之介类药能潜阳镇摄。

吴氏所制之加减复脉汤、救逆汤、一甲复脉汤、二甲复脉汤、三甲复脉汤、大定风珠等数方，乃效法仲景炙甘草汤制方之意而灵活变通所得。炙甘草汤为"伤寒，心动悸，脉结代"而设，主治心阴阳两虚之证。但吴氏引用此方时，考虑到温病后期邪劫真阴，用药"必以救阴为急务"，故于方中去人参、桂枝、生姜、大枣等辛甘温复阳之品，仅留麦冬、生地、麻仁、阿胶等甘寒养阴补血复津之品，同时根据具体病情的需要，另加白芍、龟板、鳖甲、五味子、鸡子黄等滋阴潜阳之辈，从而使温病下焦证治更趋完善。

对于下焦阳气大虚之证，吴氏用附子、干姜、鹿茸、胡芦巴、补骨脂等峻补回阳。因此类药气味浓烈，药力强大，亦属峻补之"重"。

对于下焦蓄血之实证，吴氏用仲景之抵当汤（丸），方中大黄、芒硝、桃仁、水蛭等通瘀破积，药力峻猛，则属峻攻之"重"。

因此，吴氏所谓"治下焦如权，非重不沉"是指治疗下焦病证所用的药物多属重浊、重镇、趋下、峻猛之品，以期药力直达于下焦。

（四）俞根初清轻宣透治温方

清代医家俞根初所著《通俗伤寒论》（1776年），是一部治疗外感热病颇有影响的专著。书虽以"伤寒"冠名，但其中很多都是温病证治。全书共载方101首（后经何秀山、何廉臣、曹炳章等增补为104方），多为俞氏经验良方，以其确切的疗效被广泛地运用于临床。值得指出的是，该书治疗神昏的方剂，方法多样，思路很宽，理论上多有新意，许多方剂补前人未备，发前人未发，因而对温病的治疗学做出了贡献，诸如玳瑁郁金汤、犀地清络饮等方均为救治神昏名方。

其最著名者，当属蒿芩清胆汤，主治寒热如疟，寒轻热重之证。何氏用苦寒芬芳之青蒿，清透少阳邪热；黄芩苦寒，清泻胆府邪热，并为君药。竹茹、半夏清化痰热，陈皮、枳壳宽胸畅膈，和胃降逆，并为臣药。赤茯苓、碧玉散清利湿热，导邪从小便而出，作为佐药。如此配合，使少阳邪热得清，胃中逆气得平，痰化湿除，气机宣畅，则诸证自愈。何秀山说："此为和解胆经之良方，凡胸痞作呕，寒热如疟者，投无不效。"[①]

柴胡达原饮由柴胡、生枳壳、川朴、青皮、炙草、黄芩、苦桔梗、草果、槟榔、荷叶梗组成。以柴胡领邪外透；以黄芩清泻郁热，共为君药。枳壳、桔梗开发上焦之气；厚朴、草果宣畅中焦之气；青皮、槟榔疏利下焦之气，共作臣佐之用。荷梗味苦而有清芬之气，善能通气宽胸；炙甘草益气和中，调和诸药、俱为使药。全方十味，透表清里，和解三焦，使湿化热清，积痰得去，膜原之邪得除。

羚角钩藤汤，秦伯未认为"本方原为邪热传入厥阴，神昏搐搦而设。因热极伤阴，风动痰生，心神不安，筋脉拘急，故

[①] 清·俞根初原著. 何廉臣增订. 重订通俗伤寒论. 福州：福建科学技术出版社，2004，75

用羚羊、钩藤、桑叶、菊花凉肝息风为主，佐以生地、白芍、甘草酸甘化阴，滋液缓急，川贝、竹茹、茯神化痰通络，清心安神。由于肝病中肝热风阳上逆，与此病机一致，故亦常用于肝阳重症，并可酌加石决明等潜镇"。①

俞氏制方特点是：

1. 芳香宣透：江南之人禀赋娇弱，又地居卑湿，"湿证居十之七八，地多秽浊，人多恣食生冷油腻，故上吸秽气，中停食滞者甚多"。②因此芳香化浊，宣透气机，开达上焦，宣通中焦，用药选方多为芳香宣透之剂。

2. 轻灵去实：用药轻灵是吴越医家用药特色。在外感表证的治疗中更为突出，如苏叶、薄荷、桔梗、防风，多则三钱，少则半钱，用"轻可去实"之法以疗外感表实之证。

3. 果子入药：江浙医家喜用果子入药，这样良药可口，如金橘饼、大蜜枣、红枣、雪梨、莲、龙眼、扁豆、西瓜等在诸多方中比比皆见，这亦是俞氏用药特色。如新加三拗汤中就用金橘饼与大枣之类。

4. 鲜汁入药：新鲜药品，保持药性原质，更显方药轻清宣透之性。如鲜芦根、鲜生地、鲜茅根、鲜藕节、鲜荷叶、鲜梨皮、冬瓜皮、西瓜皮等。鲜汁入药，有取原药鲜品入药，而更有取汁入药，取其汁浓效宏之力，如鲜薄荷汁、生姜汁、生地汁、藕汁、茅根汁等。

二、温疫类方剂的进一步发展

温疫学派的形成始于明末清初，以吴有性的《温疫论》问

---

① 秦伯未著．谦斋医学讲稿．上海：上海科学技术出版社，1964，96
② 清·俞根初原著．何廉臣增订．重订通俗伤寒论·何秀山按．福州：福建科学技术出版社，2004，95

世为标志,继有戴天章著《广瘟疫论》以彰显其作,而后著述日丰,遂自成一派。

清代温疫派医家首推喻嘉言,他在《尚论篇》中指出:"未病前,预饮芳香正气药,则邪不能入,此为上也。邪既入,急以逐秽为第一义。上焦如雾,升而逐之,兼以解毒;中焦如沤,疏而逐之,兼以解毒;下焦如渎,决而逐之,兼以解毒。"[1]喻氏治疫所用芳香、逐秽、解毒之法,对吴鞠通立法组方有所启发,故吴鞠通在"银翘散方论"中说:"……又宗喻嘉言芳香逐秽之说。"[2]其后,戴天章作《广瘟疫论》。对吴又可的《温疫论》一书进行阐释,然而戴氏在方剂创新方面却无作为。

(一)杨璇升清降浊方

杨璇(1706—1795年),字玉衡,号栗山,为清代雍正、乾隆年间著名医家。对伤寒、温病多有研究,集群言之粹,择千失之得,参合己意,著成《伤寒瘟疫条辨》(1784年)6卷。从病源脉证治法方论,详辨伤寒和瘟疫之别。推崇刘完素和吴又可之学,又不拘泥于前人之说,于温热病证因脉治方面多有发挥,形成了独特的温热观。

杨氏认为温病乃毒火内伏,郁于三焦而起,治法"急以逐秽为第一要义。上焦如雾,升而逐之,兼以解毒。中焦如沤,疏而逐之,兼以解毒。下焦如渎,决而逐之,兼以解毒。恶秽既通,乘势追拔,勿使潜滋。所以温病非泻则清,非清则泻。原无多方,时其轻重缓急而救之"[3]。这种清泻郁热的原则基本上宗刘完素、喻嘉言之说,他对刘完素以双解散、凉膈散、三黄石膏汤做为治温主方,评价甚高,称"其见高出千古"。在

---

[1] 清·喻嘉言著.尚论篇·卷首.见清·喻嘉言著.蒋力生,叶明花校注.喻嘉言医学三书.北京:中医古籍出版社,2004,31
[2] 清·吴瑭著.温病条辨·卷1.北京:人民卫生出版社,1963,17
[3] 清·杨栗山著.伤寒瘟疫条辨.北京:中国中医药出版社,2002,19

具体治法上则有所创新。指出"温病得于天地之杂气,怫热在里,由内而达于外,故不恶寒而作渴,此内之郁热为重,外感为轻",[①]即使见有表证,亦是里热阻隔,气机不通,"若用辛温解表,是为抱薪投火,轻者必重,重者必死","唯用辛凉苦寒,如升降、双解之剂,以开导其里热,里热除而表证自解矣"。

杨氏创清泄里热方剂15首,以升降散为其总方。升降散源于《二分晰义》赔赈散,[②]杨氏加以修订,更名为升降散。[③]方中用白僵蚕、蝉蜕升清解郁宣达,以姜黄、大黄降浊泄热导火。四药相伍,升清降浊,升阳降火,一升一降,使内外通达,气血调畅,三焦火热之邪自然得消,正如杨氏所说:"僵蚕、蝉蜕升阳中之清阳,姜黄、大黄降阴中之浊阴,一升一降,内外通和,而杂气之流毒顿消矣。"其他14首方中,可分清、泻两类。"轻则清之:神解散、清化汤、芳香饮、大小清凉饮、增损三黄石膏汤八方。重则泻之:增损大柴胡汤、增损双解散、加味凉膈散、加味六一顺气汤、增损普济消毒饮、解毒承气汤六方"。从其药物组成来看,15首方中,其用药50味,均以僵蚕、蝉蜕为主药。清法诸方,多配以银花、黄芩、黄连、黄柏、栀子、龙胆草、知母等,以行清热解毒之功,用于温病之轻证;泻法诸方,常以黄芩、黄连、栀子、黄柏与大黄、芒硝并用,以攻里泻下清热,用于温病之重症。升降散,"轻重皆可酌用",由于其良好的升清降浊泄热解毒功效,故为后世医家所乐用。

---

① 清·杨栗山著.伤寒瘟疫条辨.北京:中国中医药出版社,2002,30
② 清·陈良佐撰.陪赈散方论.中国中医科学院图书馆藏清道光刻本
③ 清·杨栗山著.伤寒瘟疫条辨.北京:中国中医药出版社,2002,117

（二）刘奎温热避疫方

刘奎，字文甫，号松峰山人，山东诸城县人，生卒年不详，《松峰说疫》（1785年）为其代表作，该书是瘟疫学派中晚成之作。刘氏不仅首创疫证有三：瘟疫、寒疫、杂疫，而且总结历代中医以及民族医学中的瘟疫预防方法，辑为"避瘟方"一章，也是瘟疫诸著作中独一无二的，共载65方，较之《备急千金要方》25方，《太平圣惠方》26方，大有发展。因而研究松峰避瘟方，对丰富和发展中国传统医学疫病预防方法，有一定的参考价值。

关于瘟疫的治疗用药，刘氏提出慎用大寒之剂，但又不排斥用大黄、石膏、芒硝。他说："或曰大苦大寒之剂既在禁例，而治瘟疫顾用三承气、白虎何也？答曰：石膏虽大寒，但阴中有阳。其性虽凉而能散，辛能出汗解肌，最逐温暑烦热，生津止渴，甘能缓脾，善祛肺与三焦之火，而尤为阳明经之要药。……大黄虽大寒有毒，然能推陈致新，走而不守。瘟疫阳狂、斑黄、谵语、燥结、血郁，非此不除。生恐峻猛，熟用为佳。至于芒硝，虽属劫剂，但本草尚称其有却热疫之长，而软坚破结非此不可，……此治瘟疫者之所不可阙也欤。"[①] 书中记载疫病的病状及病种较多，治疗方药亦每见有新意。可以说，《松峰说疫》是继《温疫论》之后又一部较为全面的疫病学专著。

避瘟方如雄黄丸（明雄、丹参、赤小豆、鬼箭羽），治瘟不相染。又如避瘟丹（苍术、乳香、甘松、细辛、芸香、降真香），用之焚烧以避疫。

刘氏65首避瘟方中，共用药116味，使用频率占前18味药依次是：苍术、雄黄、赤小豆、细辛、牙皂、鬼箭羽、白芷、白术、酒、川芎、虎头骨、甘松、降香、麝香、乌头、雌

---

① 清·刘奎著．松峰说疫·卷2．北京：人民卫生出版社，1987，44-45

黄、羚羊角、川椒。18味药物中，只有羚羊角、赤小豆、鬼箭羽3味性凉，而其他15味性温。统计116味药物，温热药92味，凉性药仅24味，其中香窜药物占26味。众所周知，瘟疫治疗用药组方，大多选用寒凉药，刘氏避瘟预防药物多选用温热香窜之品，为其特点。

此外，《松峰说疫》还有"除瘟方"一章，较有特色者如松峰审定五瘟丹。该方由甘草、黄芩、黄柏、栀子、黄连、香附、苏叶、苍术、陈皮、明雄、朱砂组成。刘奎将明·万全《万氏家传》（即《保命歌括》）（1549年）和清·马印麟《瘟疫发源》（1725年）两书中同名之方，加以审定，名曰松峰审定五瘟丹。刘氏认为甘草制成人中黄能祛疫，苍术、香附不用炒者畏其火气，故用生品。该方特色在于君药不固定，按年份用药。甘草甲己年为君，黄芩乙庚年为君，黄柏丙辛年为君，栀子丁壬年为君，黄连戊癸年为君，体现了将运气学说和方剂相结合的思想。

（三）余霖重用石膏方

余霖（1723—1795年），字师愚，江苏常州人，是清代中叶著名的瘟疫学家。

余霖认为疫疹乃无形热毒犯胃所致，不同于伤寒，外无表证，内无里实，故既不可表散，又不可攻下，否则"弱怯之人，不为阳脱，即为阴脱；气血稍能驾御者，必至脉转沉伏，变症蜂起，或四肢逆冷，或神昏谵语，或郁冒直视，或遗尿、旁流，甚至舌卷囊缩、循衣摸床"，[1]惟以石膏清解方能取效。盖石膏性寒，能清胃热，胃热一清，则十二经之热必随之而平息。余氏之所以在临床上每每运用重用石膏的清热解毒之法，

---

[1] 清·余霖著．沈凤阁校注．疫疹一得．南京：江苏科学技术出版社，1985，26

正如他所说："予今采用其法,减去硝、黄,以疫乃无形之毒,难以当其猛烈,重用石膏,直入戊己,先捣其窝巢之害,而十二经之患自易平矣。"①

余氏使用石膏清解的代表方剂是清瘟败毒饮,该方除石膏外,尚有生地、犀角、黄连等几味主要药物,余氏析云:"此十二经泄火之药也。斑疹虽出于胃,亦诸经之火有以助之,重用石膏直入胃经,使其敷布于十二经,退其淫热,佐以黄连、犀角、黄芩泄心、肺火于上焦,丹皮、栀子、赤芍泄肝经之火,连翘、玄参解散浮越之火,生地、知母抑阳扶阴,泄其亢甚之火,而救欲绝之水,桔梗、竹叶载药上行,使以甘草和胃也。此皆大寒解毒之剂,故重用石膏,先平甚者,而诸经之火自无不安矣。"②故可"治一切火热,表里俱盛,狂躁烦心,口干咽痛,大热干呕,错语不眠,吐血衄血,热盛发斑,不论始终,以此为主。"③在具体应用时,余氏根据病情轻重不同将其分为大中小三种剂型,"疫证初起,恶寒发热,头痛如劈,烦躁谵妄,身热肢冷,舌刺唇焦,上呕下泄,六脉沉细而数,即用大剂;沉而数者,用中剂;浮大而数者,用小剂。"④所谓大剂、中剂、小剂,是按照方中几味主药的用量多少而划分的,见表5。

---

① 清·余霖著. 沈凤阁校注. 疫疹一得. 南京: 江苏科学技术出版社, 1985, 24
② 清·余霖著. 沈凤阁校注. 疫疹一得. 南京: 江苏科学技术出版社, 1985, 54
③ 清·余霖著. 沈凤阁校注. 疫疹一得. 南京: 江苏科学技术出版社, 1985, 53
④ 清·余霖著. 沈凤阁校注. 疫疹一得. 南京: 江苏科学技术出版社, 1985, 53-54

表5　清瘟败毒饮大中小剂

	石膏	生地	犀角	黄连
大剂	6—8两	6钱—1两	6—8钱	4—6钱
中剂	2—4两	3—5钱	3—4钱	1—1.5钱
小剂	8钱—1两2钱	2—4钱	2—4钱	1—1.5钱

此外，余氏还根据临床兼症不同，而有52种加减用药法，如斑疹一出，即加大青叶、升麻引毒外透，此为内化外解、浊降清升之法；头痛倾侧，加甘菊花；大渴不已，则加花粉；昏闷无声，加羚羊角、桑皮；咽喉肿痛，加牛子、射干、山豆根等。①

除清瘟败毒饮外，余氏治疫的常用方尚有败毒散、凉膈散。对于疫疹瘥后遗留的种种症状，余氏亦制定了相应的方剂加减方法。如半身不遂，用小剂败毒饮加木瓜、牛膝、续断、萆薢、黄柏、知母、威灵仙；虚烦不寐用酸枣仁汤；食复用香砂平胃散等。

清代前中期温病学家所创制的方剂，被后世医家所推崇。王孟英编写《温热经纬》(1852年)一书，萃取叶天士、薛生白、吴鞠通等人制方经验，成为温病学的又一集大成之作。尔后温病学派代有传人，如何廉臣、曹炳章对俞根初《通俗伤寒论》加以重订，将101首方剂增订为104首，颇有影响。

---

① 清·余霖著．沈凤阁校注．疫疹一得．南京：江苏科学技术出版社，1985，54-58

第二节 杂病方剂的创新

清代前中期医家，如叶天士、吴鞠通等，不仅在温病证治上取得了辉煌成绩，创立大量名方，而且在治疗杂病方剂方面，也有创新。

一、甘润养胃类方剂

在内伤杂病的辨治方面，叶天士深受东垣学说的影响，重视脾胃在人体的重要作用，重视脾胃病证的辨证和治疗。如《叶案存真》（1836年）共收载医案1100余案，其中，属脾胃病者达179案，占该书案例总数的15.2%。

值得重视的是叶氏阐述脾胃分治之理，创立了胃阴辨治之说，补充和发展了东垣脾胃学说。叶氏认为，脾与胃虽同属中土，但其功能有别，治法亦有所不同，并在学术上明确提出了"胃喜润恶燥"的观点和脾胃分治的主张。其门人华岫云氏则将叶氏上述思想，总结为"脾喜刚燥，胃喜柔润"。[①]

在降胃和胃的治疗方面，叶氏非常重视胃阴的作用，并倡导了以甘平或甘凉为主的甘润养胃方剂。在具体用药上，叶氏本仲景麦门冬汤之意化裁，喜用沙参、麦冬、石斛、扁豆、山药、粳米、甘草之类。华氏总结叶氏的经验说："所谓胃宜降则和者，非用辛开苦降，亦非苦寒下夺以损胃气，不过甘平、或甘凉濡润，以养胃阴。则津液来复，使之通降而已矣。"

甘润养胃类方剂，在叶氏著述中应用非常广泛。在温病、咳嗽、肺痿、血证、泄泻、呕吐、虚损、不食、便秘、失音等多种病证中，叶氏均有使用此类方剂的案例。

[①] 清·叶天士著. 临证指南医案·卷3. 见黄英志主编. 叶天士医学全书. 北京：中国中医药出版社，1999，87

如《临证指南医案·肺痿》治徐姓肺痿案，方用"人参、麦冬、熟半夏、生甘草、白粳米、南枣肉"。[①] 在补肺之母时，不用甘温之药以补脾，而用甘平之药以养胃阴，体现了叶氏脾胃分治和甘平濡养胃阴的思想。同时，也反映了叶氏对甘润养胃类方剂应用的广泛程度。

二、平肝息风类方剂

叶天士继承了前人中风之论，并结合自己的临床经验，倡导"阳化内风"[②]之说，在内风病机认识和辨治方面发展了前人学说。通观叶氏医案，可知其对内风病机的认识和辨治理法，以及相应的制方用药，大致可分如以下几种。

（一）滋阴潜阳类方

叶氏认为治疗肝肾阴亏，阳亢不潜的内风证，"非发散可解，非沉寒可清"，并对此提出了新的辨治方法。对肝阴不足者，用"养肝阴以和阳"；对肾精不足，下元亏虚者，用"填镇固摄"；对水不涵木，肝肾阴虚者，或"静药补润"，或"辛甘化风"，或"和阳镇摄"，或"和阳息风"，或"滋液息风，温柔药涵养肝肾"，或"缓肝急以息风，滋肾液以驱热"。[③] 药用生地、女贞、旱莲、麦冬、熟地、阿胶、白芍、山茱萸、天麻、首乌、肉苁蓉、沙苑子、枸杞之类。同时，还主张根据不同情况，辅以"介类潜之，酸以收之，味厚以填之"。介类潜

[①] 清·叶天士著. 临证指南医案·卷2. 见黄英志主编. 叶天士医学全书. 北京：中国中医药出版社，1999，71

[②] 清·叶天士著. 临证指南医案·卷1. 见黄英志主编. 叶天士医学全书. 北京：中国中医药出版社，1999，22

[③] 清·叶天士著. 临证指南医案·卷1. 见黄英志主编. 叶天士医学全书. 北京：中国中医药出版社，1999，22-26

阳药常用牡蛎、龟板、石决明等。

如《临证指南医案·肝风》治丁姓案："因萦思扰动五志之阳，阳化内风，变幻不已。夫阳动莫制，皆脏阴少藏。自觉上实下虚，法当介以潜之，酸以收之，味厚以填之，偏寒偏热，乌能治情志中病。方用"熟地、萸肉、五味、磁石、茯神、青盐、鳖甲胶、龟板胶"。[171]

（二）养血息风类方

叶氏认为，营血内耗，也是形成内风的重要病机。此类证型多见心悸，眩晕，少寐等证。常用滋阴养血，安神息风，或兼以"益心气，通肝络"的方剂治疗。药用生地、阿胶、白芍、柏子仁、茯神或酸枣仁汤之类。如《临证指南医案·肝风》治某妪案："脉右虚左数，营液内耗，肝阳内风震动。心悸，眩晕，少寐"；药用"生地、阿胶、麦冬、白芍、小麦、茯神、炙甘草。"①

（三）调理阳明类方

叶氏认为，中土虚衰，肝失其养，肝阳无制而亢动，也是形成内风的重要病机。叶氏疗此，多以"理阳明"为主，再根据不同情况分别采用：

1. 清养阳明方药：常用人参、茯神、炒麦冬、生谷芽、南枣，或用酸枣仁汤去川芎加人参，治疗胃阴不足，肝风内动而偏热病证。如《临证指南医案·肝风》治江姓案："左胁中动跃未平胃津内乏，无以拥护，此清养阳明为最要"，方用"酸枣仁汤去川芎，加人参"。②

2. 甘温益气方药：常用黄芪、人参、白术之类，治疗脾

---

① 清·叶天士著. 临证指南医案·卷1. 见黄英志主编. 叶天士医学全书. 北京：中国中医药出版社，1999，23

② 清·叶天士著. 临证指南医案·卷1. 见黄英志主编. 叶天士医学全书. 北京：中国中医药出版社，1999，24

阳虚衰，中气不足之证。如《临证指南医案·中风》治刘姓案："神伤思虑则肉脱，意伤忧愁则肢废，皆痿象也，缘高年阳明脉虚，加以愁烦，则厥阴风动。木横土衰，培中可效。若穷治风痰，便是劫烁则谬"，方用"黄芪、于术、桑寄生、天麻、白蒺、当归、枸杞、菊花汁，加蜜丸"。①

3. 封固护阳方药：叶氏以参、附等甘温辛热之品治疗汗泄烦躁，里虚欲脱者。如《临证指南医案·中风》治周姓案："大寒土旺节侯，中年劳倦，阳气不藏，内风动越，令人麻痹。肉瞤心悸，汗泄烦躁，乃里虚欲暴中之象。议用封固护阳为主，无暇论及痰饮他歧"，方用"人参、黄芪、附子、熟术"。②

4. 化痰息风方药：湿痰挟风者，用二陈汤化裁。如《临证指南医案·肝风》治孙姓案，方用二陈汤加天麻、钩藤。宣利痰热则用半夏、竹沥、菖蒲之类。如《临证指南医案·肝风》治汪姓案，方用"人参、半夏、茯苓、石菖蒲、竹沥、姜汁"。③

5. 解郁和中方药：常用枸杞子、酸枣仁柔肝，半夏曲、橘红、茯苓和胃，用治阳化内风之肝胃不和者。如《临证指南医案·肝风》治沈姓案"色苍形瘦，木火体质，身心过动，皆主火化。夫吐痰冲气，乃肝胆相火犯胃过膈，纳食自少，阳明已虚。解郁和中，两调肝胃，节劳戒怒，使内风勿动为上"，方用"枸杞子、酸枣仁、炒柏子仁、金石斛、半夏曲、橘红、茯苓"。④

---

① 清·叶天士著．临证指南医案·卷5．见黄英志主编．叶天士医学全书．北京：中国中医药出版社，1999，17
② 清·叶天士著．临证指南医案·卷1．见黄英志主编．叶天士医学全书．北京：中国中医药出版社，1999，24
③ 清·叶天士著．临证指南医案·卷1．见黄英志主编．叶天士医学全书．北京：中国中医药出版社，1999，25
④ 清·叶天士著．临证指南医案·卷1．见黄英志主编．叶天士医学全书．北京：中国中医药出版社，1999，25

（四）滋阴清热类方

七情过极，五志化火导致内风的主要病理，是内生火热，损伤阴液，阴不制阳，阳亢化风，即叶氏所谓"阴虚阳亢"。叶氏治疗此类病证，除强调"安静勿劳"外，常采用以下方药。

1. 滋阴清热，养血息风方药：滋阴养血药如阿胶、生地、天冬、白芍之类，清热息风药如菊花、钩藤、白蒺，甚则犀角、羚羊之类，适用于五志过极，火热内生，阴液受伤，阴虚风动之证。如《临证指南医案·眩晕》治某姓案："操持惊恐，相火肝风上窜，目跳头晕，阴弱欲遗，脉左弦劲，右小平"，方用"生地、白芍、丹皮、钩藤、天麻、白蒺、黄菊花、橘红"。[①]

2. 生津益气，养血息风方药：生津益气，用生脉散加味，养血息风，用女贞、白芍、天冬、首乌、黑芝麻之类，适用于气阴两虚者。如《临证指南医案·中风》治沈姓案，方用"天冬、生地、人参、麦冬、五味"。[②]

3. 清热息风，化痰开窍方药：清热息风药如犀角、羚羊等，化痰开窍药如竹沥、胆星、郁金、菖蒲等，适用于阴虚风动，兼阳气暴升，机窍闭塞者。《临证指南医案·肝风》治陈氏案，先以清热息风开窍之剂（犀角、羚羊角、郁金、菖蒲、胆星、钩藤、连翘、橘红、竹茹、姜汁）"清络得效"之后，再用养阴息风兼清热为治，方用"犀角、羚羊、郁金、菖

---

① 清·叶天士著．临证指南医案·卷1．见黄英志主编．叶天士医学全书．北京：中国中医药出版社，1999，27

② 清·叶天士著．临证指南医案·卷1．见黄英志主编．叶天士医学全书．北京：中国中医药出版社，1999，15

蒲、连翘、生地、元参、广皮、竹沥、姜汁"。①

三、化痰类方剂

叶天士、吴鞠通对化痰类方及其用药有所探索。

（一）叶天士化痰方

对于痰火内攻之证，叶天士常用泻火截痰、芳香宣窍、甘寒润痰、搜络祛痰、固本蠲痰五类方剂：

1.泻火截痰方：方用"羚羊角、犀角、川连、郁金、山栀、秦皮、牛黄、胆星、橘红、生石膏、寒水石、金箔"等，②适用于火热挟痰，上扰心神之证。

2.芳香宣窍方：用药如天竺黄、丹参、郁金、茯神、石菖蒲，并加犀角、麝香、冰片各生研细末冲服，或选用至宝丹、安宫牛黄丸、紫雪丹等开窍醒神镇惊之品。用于湿热挟痰，蒙蔽心包之证。③

3.甘寒润痰方：方中常选用天冬、麦冬、北沙参、甜梨汁、芦根汁、青蔗汁、鲜竹沥、柿霜等甘寒润燥之品，用以治疗阴虚有热，炼津成痰之证。如《临证指南医案·中风》某妪第4方，药用"麦冬、天冬、苡米、柿霜、长条白沙参、生白扁豆皮、甜梨汁、甘蔗浆"。④

---

① 清·叶天士著．临证指南医案·卷1．见黄英志主编．叶天士医学全书．北京：中国中医药出版社，1999，24
② 清·叶天士著．临证指南医案·卷5．见黄英志主编．叶天士医学全书．北京：中国中医药出版社，1999，159
③ 清·叶天士著．临证指南医案·卷6．见黄英志主编．叶天士医学全书．北京：中国中医药出版社，1999，171
④ 清·叶天士著．临证指南医案·卷1．见黄英志主编．叶天士医学全书．北京：中国中医药出版社，1999，19

4.搜络祛痰方：叶氏多用"当归须、地龙、穿山甲、白芥子、川芎、白蒺藜"等搜剔络中瘀痰，治疗痰阻经络之证。[①]若肢体麻木不仁、舌歪言謇者，用半夏、石菖蒲、橘红、茯苓、胆星、枳实、竹沥、姜汁以宣通经隧。[②]

5.固本蠲痰方：若因肝肾方损于下，痰火郁结于上，形成下虚上实之证，则须标本同治，叶天士常以"羚羊角、半夏、茯苓、橘红、山栀、郁金、苦丁茶"清肝化痰治其标，以"熟地、淡苁蓉、杞子、五味、牛膝、茯苓、远志、线胶"益肾填精治其本。

总之，叶氏治痰，涉及心、肺、肾等多脏危急重证，其方药特色为：以宣通郁遏治其标，以固摄肝、脾、肺、肾治其本。实则以治标为先，虚则以治本为主，虚实挟杂则标本兼顾。

（二）吴鞠通化痰方

吴鞠通治痰饮诸证，善于化裁古方，并结合自己的临床经验，做到内外虚实有别，寒温攻补适中，圆机活法，随证施治。

吴氏宗仲景"病痰饮者，当以温药和之"的明训，组方遣药亦以经方为基础。

如吴氏变仲景苓桂术甘汤为苓桂姜术汤，治疗寒湿伤脾胃之阳的痰饮证。此方以生姜之辛散，易甘草之甘壅，既增化饮之力，又无壅中之弊，可谓"青出于蓝而胜于蓝"。吴氏又创制蠲饮丸（桂枝、小枳实、干姜、苍术炭、茯苓、益智仁、广

[①] 清·叶天士著．临证指南医案·卷7．见黄英志主编．叶天士医学全书．北京：中国中医药出版社，1999，222

[②] 清·叶天士著．临证指南医案·卷5．见黄英志主编．叶天士医学全书．北京：中国中医药出版社，1999，159

皮、炙甘草、神曲），①熔《金匮》干姜半夏散、橘枳生姜汤、苓桂术甘汤、二陈汤为一炉。此方温阳化饮，健脾燥湿之功，较苓桂术甘汤更胜一筹。

吴氏用真武汤加干姜、陈皮、细辛，治疗肾阳虚弱，寒水上泛之痰饮证，以增温散寒饮之力。在疾病缓解，以本虚为主时，则以肾气丸、苓桂术甘汤、《外台》茯苓饮等培补脾胃，参以温阳化饮。

吴氏常以麻杏石甘汤主治痰饮挟热之证，尤喜用石膏，取其"甘寒肃降，宣肺利导"之功，病重者一次用量竟达1斤之多，病久者积累用量100余斤。②但吴氏用石膏多与辛开宣通的药物配伍，不与寒凉沉降药相合，以免凝滞痰饮。

吴氏遵叶天士心法，以加减木防己汤为主治疗痰饮夹痹之症。此方实为仲景木防己汤加滑石、通草、苡仁，去人参，使其利水渗湿的作用更强，变仲景治"膈间支饮"之方为治"痰饮夹痹"之方，又是叶、吴对仲景方的发展运用。

从以上可以看出，吴鞠通和叶天士两人均善治痰饮之证，但吴氏认为"饮属阴邪，非温不化"，故对寒饮内结之证运用仲景方药多有发挥；叶氏则认为"痰火郁遏"，"痰因气滞热郁，治当清热理气为先"，③故对痰火内郁之证组方遣药独具匠心，可谓各有千秋。

---

① 清·吴鞠通著. 吴鞠通医案·卷3. 见李刘坤主编. 吴鞠通医学全书. 北京：中国中医药出版社，1999，319
② 清·吴鞠通著. 吴鞠通医案·卷3. 见李刘坤主编. 吴鞠通医学全书. 北京：中国中医药出版社，1999，322-326
③ 清·叶天士著. 临证指南医案·卷5. 见黄英志主编. 叶天士医学全书. 北京：中国中医药出版社，1999，158

四、辛香搜络类方剂

"久病入络"，为叶氏重要学术观点之一，所谓"初病气结在经，久则伤血入络"。①对于此类病证，叶氏认为：病邪既不在表，故不宜汗散；又不在里，故不宜攻逐；用补益扶正之品则恋邪；用寒凉消导之品反伤胃。于是，他提出"非辛香无以入络"，"通络方法，每取虫蚁迅速飞走诸灵，俾飞者升，走者降，血无凝著，气可宣通"。叶天士治疗络病的方药特色是：搜络祛瘀，多用辛香走窜之品。

在具体运用上，叶氏多选用旋覆花、当归尾、桃仁、新绛、青葱管、柏子仁等辛香、辛咸之味与活血、柔润之品组方，治疗气滞络瘀之证，使辛而不燥，攻而不猛，符合"宿邪缓攻"之旨。如《临证指南医案·诸痛》治黄姓疼痛又案，方用"旋覆花、新绛、青葱管、桃仁、柏子仁霜、归尾"。②若热蒸迫络，气逆血溢，叶氏则选用苏子、降香、桃仁、陈皮、丹皮、茯苓、牛膝、韭白汁等降气和络、凉血散瘀之品，如《临证指南医案·吐血门》柴案，方用"苏子、茯苓、降香、橘红、桔梗、苡仁、韭白汁"。③

叶氏多用辛香之品与温寒、通络、活血药配合组方治疗"寒入络脉"之癥瘕痛证，如高良姜、桂枝、荜茇、川楝子、元胡、当归尾、蒲黄、五灵脂等。如《临证指南医案·胁痛》治郭姓案"以辛香温通法"，药用"荜茇、半夏、川楝子、延

---

① 清·叶天士著．临证指南医案·卷4．见黄英志主编．叶天士医学全书．北京：中国中医药出版社，1999，105
② 清·叶天士著．临证指南医案·卷8．见黄英志主编．叶天士医学全书．北京：中国中医药出版社，1999，254
③ 清·叶天士著．临证指南医案·卷2．见黄英志主编．叶天士医学全书．北京：中国中医药出版社，1999，66

胡、吴萸、良姜、蒲黄、茯苓"。①

叶氏用虫类药与活血化瘀药如蜣螂虫、全蝎、穿山甲、地龙、蜂房、鳖甲、当归尾、桃仁、五灵脂、川芎等相配伍，以搜络剔邪，治疗日久病深，络瘀严重的疟母、积聚、痹痛等久治不愈的顽疾。如《临证指南医案·痹》中鲍案，方用"蜣螂虫、全蝎、地龙、穿山甲、地龙、蜂房、川乌、麝香、乳香"。②叶氏尤其推崇张仲景之鳖甲煎丸，认为其方中"取用虫蚁有四，意谓飞者升，走者降，灵动迅速，追拔沉混气血之邪"。③叶氏对久病入络之重证，多宗此方之法选药组方，每每应手奏效。

五、辛开苦降类方剂

善于运用辛开苦降配伍，是吴鞠通临床特色经验之一，无论外感内伤，病涉上、中、下三焦，五脏六腑都有广泛的运用。如治温病在上焦者以苦辛宣发之，在中焦者以苦辛调达之，在下焦者以苦辛通降之。在《温病条辨》中，以辛开苦降为基调配伍的方剂有70余首，几占全书总方数的1/4，可见吴氏熟谙性味配伍原则的运用。在内科杂病中，吴氏运用此法治疗的病种亦有30余种之多，涉及肝郁、肺郁、心郁、脾郁诸证。

吴鞠通以辛开苦降为基本立法，常选用香附、旋覆花、半夏、陈皮、川连、生姜等药物配伍组方，治疗因肝郁挟痰、挟

---

① 清·叶天士著．临证指南医案·卷8．见黄英志主编．叶天士医学全书．北京：中国中医药出版社，1999，247
② 清·叶天士著．临证指南医案·卷7．见黄英志主编．叶天士医学全书．北京：中国中医药出版社，1999，218
③ 清·叶天士著．临证指南医案·卷6．见黄英志主编．叶天士医学全书．北京：中国中医药出版社，1999，191

瘀所导致的胁痛、肿胀、积聚、悬饮、癥瘕诸证。

如香附旋覆花汤（香附、旋覆花、苏子、杏仁、陈皮、半夏、茯苓、苡仁）辛开苦降，疏肝通络，健脾和胃，化痰祛湿，吴氏用治肿胀、积聚、痰饮、胁痛、伏暑等证。

新绛旋覆花汤以《金匮要略》旋覆花汤加减而成。此方以新绛、旋覆花、香附、青皮疏肝理气，桃仁、降香、郁金、当归活血祛瘀，苏子降逆化痰。吴氏用此方治吐血、胁痛、肝痛、肝厥、疝瘕、单腹胀、淋浊、头痛、闭经、痛经等病证，每每得心应手。

此外，《吴鞠通医案》中还有以辛开苦降类方剂，治疗饮邪郁肺的咳嗽、失音等以宣肺郁，治疗湿邪郁脾的胁胀腹痛以醒脾郁，治疗痰火扰心的癫狂肢厥以开心郁等案例。多是应用半夏、陈皮、生姜、川椒、石菖蒲等辛散之品以调畅气机；黄芩、黄连、栀子、泽泻、桔梗、苍术等苦降药物以燥湿化浊，平衡阴阳。凡属气滞、血瘀、痰饮、寒湿、湿热及风、寒、暑、湿、燥、火等原因引起脏腑功能郁阻、气机升降失常、阴阳平衡失调者，都可用此类方剂治之。

六、活血化瘀类方剂

将瘀血作为重要的致病因素，同时创立了多首行之有效的活血逐瘀方剂，是清代医家王清任对中医学的一大贡献。在《医林改错》一书中，全书列方33首，除两首外用方外，至今在临床上仍被广泛使用具有活血化瘀作用的方剂有22首，这些活血方约分为9类：益气活血类7方（补阳还五汤、助阳止痒汤、足卫和营汤、古开骨散、黄芪桃红汤、黄芪赤风汤、可保立苏汤）、理气活血类4方（通气散、血府逐瘀汤、膈下逐瘀汤、会厌逐瘀汤）、温里活血类3方（急救回阳汤、止泻调中汤、少腹逐瘀汤）、通下活血类2方（加味止痛没药散、古下逐瘀汤)、解毒活血类2方(解毒活血汤、通经逐瘀汤)以及祛痰活血类(癫狂梦醒汤)、祛风活血类(身痛逐瘀汤)、通窍活血类(通窍活血汤)、逐瘀活血类(古没竭散)各1方。

王清任活血化瘀方剂的配伍特点是：

(一)气血同治，常配伍益气理气药

由上可知，益气活血类方和理气活血类方占方剂总数的1/2，是王清任用得最多的两种配伍组方。

从用药的品种分析，也可得出相同的结论。22方中共用药62种，使用频率在4次以上的13种，其中活血化瘀药6种：桃仁、红花、赤芍、川芎、当归、没药；理气药3种：柴胡、枳壳、香附；益气药4种：黄芪、党参、白术、甘草。可见在这22方62味药中除活血化瘀药外，就数益气药和理气药为多用。从活血化瘀的角度来说，气行则血行，气足血自活，这就是活血化瘀多与益气、理气药配合的道理。

(二)王氏活血五味

活血化瘀方当然要以活血化瘀药为主，22方中使用的活血化瘀药共15种。其中属和血类的有当归、丹皮、赤芍、生地4种；属活血类的有川芎、红花、蒲黄、五灵脂、元胡、穿山甲6种；属破血类的有桃仁、血竭、大黄、没药、䗪虫5种。这15味药共使用78次，占22方62味药使用162次的将近1/2。按使用频率排列依次为：桃仁14次、红花13次、当归11次、赤芍11次、川芎9次、没药4次、五灵脂3次、生地8次、大黄2次、穿山甲、血竭各2次；丹皮、元胡、蒲黄、䗪虫各1次。其中有58次集中在桃仁、红花、当归、赤芍、川芎5味，占74.3%，堪称"王氏活血五味"。

(三) 益气重用黄芪，逐瘀并用桃红

王氏在书中指出："治病之要诀，在明白气血，无论外感内伤……所伤者无非气血。"①气有虚实，血有亏瘀，其中尤以气虚、血瘀最为重要，故在书中他不厌其烦地列举了60种气虚证，50种血瘀证。在《医林改错·方叙》中，他说："将平素所治气虚、血瘀之症，记数条示人以规矩"，②明确表示他所创方剂主要是针对气虚和血瘀的。王氏之成就还在于他把气虚、血瘀二者的因果关系联系起来，他说："元气既虚，必不能达于血管，血管无气，必停留而瘀。"③从而开创了气虚血瘀说的新局面。

在王氏的治血五味中，桃仁、红花二味的使用频率尤高，约占五味使用总数的一半。而且两者多相须为用，在22方中桃仁、红花并用的达12方。书中以逐瘀、活血命名的方剂8个，除少腹逐瘀汤外，其余7方均是桃仁、红花并用，成为王氏治瘀的一个药对。

《医林改错》中用黄芪者凡11方，动辄以两计，用量最大者为八两。黄芪乃补气上品，但重用黄芪则以王清任最为有名。他重用黄芪的"重"还体现在黄芪的用量与配伍的其他药量之比上，如他创立的益气化瘀名方补阳还五汤，黄芪用量与其余6药总量之比是4∶0.75，两量相比，其重自见。王氏在益气活血的黄芪赤风汤后称"总书数篇，不能言尽其妙。此方治诸病皆效者，能使周身之气通而不滞，血活而不瘀，气通血活，何患疾病不除"。④可说是对益气活血法治疗机理的绝好注解。

---

① 清·王清任著. 医林改错·卷上. 上海：上海卫生出版社，1956，19
② 清·王清任著. 医林改错·卷上. 上海：上海卫生出版社，1956，22
③ 清·王清任著. 医林改错·卷下. 上海：上海卫生出版社，1956，16
④ 清·王清任著. 医林改错·卷下. 上海：上海卫生出版社，1956，34

王清任所创立的活血化瘀方,对于后世临床有很大影响。陈可冀、李连达等人在王氏所倡导的活血化瘀思路上,结合临床实际摸索,取得了一系列成就。其研究成果"血瘀证与活血化瘀研究"获得 2003 年度国家科学技术进步奖一等奖,是迄今为止中医药界所获得的国内最高奖项。

七、外科专方

清·王维德(生卒年不详)公开家传四代的外科临床经验,于晚年撰成《外科证治全生集》(1740 年)。该书首次将复杂的痈疽证分为阴阳两大类,并以此作为辨证立法的依据。在治疗上主张"以消为贵,以托为畏",①特别是对阴疽证的调治,更有其独到见解。认为"毒即是寒,解寒而毒自化,清火而毒愈凝","非阳和通腠,何能解其寒凝",②从而创制了温补通滞治疗阴疽的著名专方——阳和汤,为治疗阴疽开辟了新的途径。该方选用熟地、白芥子、鹿角胶、生甘草、麻黄、肉桂、炮姜,寓意深刻,尤其对后三味,作者解释:"非麻黄不能开其腠理,非肉桂、炮姜不能解其寒凝,此三味虽酷暑,不可缺一也。腠理一开,寒凝一解,气血乃行,毒亦随之消矣。"③该方对阴疽确有良效,马培之评价:"此方治阴症,无出其右,用之得当,应手而愈。"④

---

① 清·王洪绪原著. 外科证治全生集·凡例. 北京: 中国中医药出版社, 1996, 15
② 清·王洪绪原著. 外科证治全生集. 北京: 中国中医药出版社, 1996, 1-2
③ 清·王洪绪原著. 外科证治全生集. 北京: 中国中医药出版社, 1996, 7
④ 清·王洪绪原著. 外科证治全生集. 北京: 中国中医药出版社, 1996, 100

此外，还有犀黄丸、小金丹。前方由犀黄（牛黄）、麝香、乳香、没药组成，诸药配伍，清热解毒以消痰火，活血化瘀以消肿止痛，主治乳岩、横痃、瘰疬、痰核、流注、肺痈、小肠痈等；后者药用木鳖子、草乌、五灵脂、地龙、麝香、乳香、没药、白胶香、当归、墨炭，合而成方，有温通祛化痰散结、祛风除湿之功，为王氏治流注、痰核、瘰疬、乳岩、横痃等外科阴症早期病症的常用方。

八、妇科专方

清代妇科专著影响较大者当推傅山（1607—1684年）的《傅青主女科》（刊于1827年），书中记述和收录了许多治疗妇科疾患的经验方及民间单方、秘方。

傅氏创制的完带汤（土炒白术、山药、人参、苍术、陈皮、车前子、白芍、柴胡、黑芥穗、甘草），以静药白术、山药等为主，重用至两，大其量用以补养，补土以胜湿，"补益脾土之元，则脾气不湿，何难分消水气"[①]；用动药陈皮、柴胡、黑芥穗等为佐，量不及钱，小其量用以消散，寓补于散之中，补而不滞，有利于祛邪，以收补益脾元，利湿止带之效，应用于临床上效果颇显。此外，尚有主治黄带下的易黄汤，用于月经不调的清经散、两地汤、固本止崩汤。

《傅青主女科》论病辨证，执简驭繁，所制之方，配伍严谨。用药喜柔忌刚，组方重补慎攻，考究药量比例。

傅氏重补慎攻，以为妇女经、孕、产、乳累耗于血，继伤于气，进而脏腑受损，冲、任、督、带失调而致病，因此治妇科病，注重补养而慎于攻伐，并将这一主张贯穿全书。该篇列

---

① 清·傅山著. 傅青主女科·女科上卷. 上海：上海人民出版社，1978，2

带下、血崩、调经、妊娠、小产、难产、正产、产后8门，述症64种，制方66首，有补养功效者竟达50余首。66方共用药96味，属补者32味，恰占1/3；96药中只有11味使用频率超过15次，补益药就占9味，依次是当归、白术、人参、熟地、白芍、甘草、黄芪、山萸肉、山药。傅氏之补，惯于气血互求，或于补气中顾血，或于益血中护气，二者兼顾得宜。

在方制结构中，药物的分量比例，往往决定着药物的主次关系以及全方的属性与作用方向。傅氏是熟谙此理的，故他十分考究药量的运用。如《傅青主女科·女科篇》使用频率最高的当归，常规用量3钱者仅6次，而5钱者15次，1两者18次，2两者7次；再如白术用5分者1次，2钱者1次，3钱者6次，5钱者16次，1两以上者14次。它如熟地、人参、黄芪、用量多在1两以上。而甘草、陈皮、柴胡等用药次数超过10次者，其用量大多为数分至1钱。

尽管傅氏对药物的用量，因病证、配伍与药物本身的性味而异，但仍可从"女科篇"方制中窥见其风格与规律：① 药性平和、柔而不刚的补益药，用量均重，而与之相伍的其他药，用量均轻。如完带汤中以白术、山药配柴胡、荆芥穗，前者各用1两，后者仅用5—6分。② 慎用温热燥烈之品，即使非用不可，药量亦轻。如附子在66方中，只用过3次，每次仅用数分；肉桂用过6次，亦在数分之间。他的原则是："小热之品，计之以钱，大热之品，计之以分。"[①] ③ 凡引经、调和、佐使药，傅氏只用数分至1钱，以免喧宾夺主。如升麻一般只用3分，"盖升麻之为用，少则气升，多则血升也，不可不知。"[②] ④ 凡清热、利湿、行气、活血等药，一般均在3钱

---

① 清·傅山著.傅青主女科·女科上卷.上海：上海人民出版社，1978，34

② 清·傅山著.傅青主女科·女科下卷.上海：上海人民出版社，1978，57

之内。如茯苓与参、术、芪相伍，以之健脾渗湿时，量多在3钱之内，以之利水消肿时，则至少5钱或1两；川芎用量超过5钱乃至1两者，虽有9次，多用于难产、胎死腹中或胞衣不下等，且不配当归，必伍熟地，后者用量总是数倍于前者。总之，傅氏制方，多用补药，药量比例亦补多攻少。

九、喉科专方

郑梅涧（约1727—1787年），名宏纲，字纪元，号梅涧，安徽歙县人。因见历代缺少喉科系统专书，于是根据家藏本及个人经验心得，撰成《重楼玉钥》一书，于道光十八年（1838年）刻行。《重楼玉钥》是中医喉科学术发展史上的一座里程碑，任应秋称"喉科专著之传者，无过于《重楼玉钥》"。[1]

郑氏认为："咽喉诸症，切不可发表"，[2]"紫正地黄散，专治一切诸风，无不神效"。[3]并主张以一方应诸症，既有阵可守，又能随机应变。紫正地黄散（紫荆皮、细辛、荆芥、防风、薄荷、生地、赤芍、丹皮、茜草、桔梗、甘草）以紫正散与地黄汤合用，气血并治，理气散血，侧重于清热解毒，祛痰利咽，实属有表药而无表法。

养阴清肺汤为治白喉之有效主方，白喉一症，关于本病之病因病机郑氏已有明论，"此证属少阴一经，热邪伏其间，盗其肺金之母气，故喉间起白，缘少阴之脉循喉咙系舌本"，[4]又说"缘此症发予肺肾，凡本质不足者，遇燥气流行，或多食辛热之物，感触而发"，当知本病总为肺肾本质不足，间有伏热所发，治宜滋养肺肾为主，清其伏热为辅，方用大生地、麦

---

[1] 任应秋主编.中医各家学说.上海：上海科学技术出版社，1980，378
[2] 清·郑梅涧.重楼玉钥.影印本.北京：人民卫生出版社，1956，26
[3] 清·郑梅涧著.重楼玉钥.影印本.北京：人民卫生出版社，1956，7
[4] 清·郑梅涧著.重楼玉钥.影印本.北京：人民卫生出版社，1956，25

冬、玄参养阴润肺降火，白芍、丹皮敛阴凉血，薄荷、甘草凉宜解毒。《白喉治法忌表抉微》曾赞其疗效云："此方乃治白喉之圣药。"①

此外，郑氏采用外吹末药与口噙药物两种方式对喉症进行外治。其中外吹末药方面，共载有20余种末药。如赤麟散、冰硼散用来外吹舌面或咽喉，使药性直接作用于患处，治疗一般喉症；青冰散治疗喉闭；金钥匙或碧玉丹治疗喉风口噤不开等。郑氏外吹末药仍是当今中医治疗咽喉病的重要外用方药。

小结

清代前中期，医学家们借鉴学习前人经验，勇于创制新方。此期温病学家在方剂创新上作出的贡献最大。叶天士、薛生白、吴鞠通等人，或从前人之方化裁，或随症自拟新方，为后世立法，堪称楷模。此外，清代医学家还在甘润养胃、辛香搜络、活血化瘀方药等方面有所创见，外科、妇科、喉科方剂亦有其独到之处。

---

① 清·耐修子撰.《白喉治法忌表抉微·正将》. 中国中医科学院图书馆藏清光绪庚子重刊本

第七章 实用性方书的编纂普及

清代临证各科都取得许多新成就,同时也涌现了众多古医籍注释本和医学全书、类书、丛书的编纂出版;特别是入门类方书的编著、出版,继明代之后空前繁荣,成为有清一代医学发展的一大特点。当时许多医家如罗美、汪昂、陈修园等,编著了文字浅近,通俗易懂,包括基础理论和临证方药,切于实用的启蒙医书和方书,对医学普及推广,起到了很大作用。

第一节 空前发展的入门类方书

一、《汤头歌诀》

历代方剂数以万计,医者要全面掌握谈何容易。汪昂在编写《医方集解》之后,又总结前人经验,精心研究,巧妙构思,按南朝沈约诗韵,择中医经验成方230余方,编成七言歌诀208首,著成《汤头歌诀》(1694年)一书。分补益、发表、攻里、涌吐、和解、表里、消补、理气、理血、祛风、祛寒、祛暑、利湿、润燥、泻火、除痰、收涩、杀虫、痈疡、经产20类,从方剂主治、组成、配伍、剂量等方面予以简释。

是书方歌"歌不限方,方不限句","或一方而连汇多方,方多而歌省"，①并示古人用药触类旁通之妙，间及加减之法，便人取裁，试以诗歌形式概括中医理法方药的法度。歌诀言简意骇，音韵协调，便于诵读和记忆掌握。歌诀内容概括了方名、组成、功用、主治病证、发病机理、用法、用量等。例如小青龙汤歌诀："小青龙汤治水气，喘咳呕哕渴利慰，姜桂麻黄芍药甘、细辛半夏兼五味。"②前二句将小青龙汤方名和主治病症概括殆尽，道出了病因和病变；后二句是药物的妙合入韵，成为一个和谐的整体，理法方药一气呵成。

又如开卷第一首："四君子汤中和义，参术茯苓甘草比；益以夏陈名六君，祛痰补气阳虚饵；除却半夏名异功，或加香砂胃寒使。"③寥寥数语便将四君子汤、六君子汤、异功散、香砂六君子汤的药物组成、功效一概而论，既泾渭分明，又相互联系，可以说是至简至要，而且便于诵读记忆。

《汤头歌诀》这种编写形式构思的艺术，对后世影响很大。如陈修园采用这种诗歌体裁来写的方书就有《伤寒方歌括》《长沙方歌括》《金匮方歌括》《时方歌括》等。光绪年间，方仁渊对《汤头歌诀》进行删补，删汪氏芜杂不合用者七十有奇，补其所缺，编成《新编汤头歌诀》(1906年)，计收方歌200首，附方100余。近人严苍山增订《汤头歌诀》为《汤头歌诀正续编》(1925年)，选取临床常用方剂139首(包括附方)加以阐述。李畴人取汪昂等人原有歌诀，补充《伤寒论》《和剂局方》等书特效方与当时常用者，编成《医方概要》一书(1935年)，载方近600首。建国后，北京中医学院中药方

---

① 清·汪昂辑. 汤头歌诀·凡例. 见：项长生主编. 汪昂医学全书. 北京：中国中医药出版社，1999，462

② 清·汪昂辑. 汤头歌诀·发表之剂. 见：项长生主编. 汪昂医学全书. 北京：中国中医药出版社，1999，470

③ 清·汪昂辑. 汤头歌诀·补益之剂. 见：项长生主编. 汪昂医学全书. 北京：中国中医药出版社，1999，467

剂教研组将《汤头歌诀》一书以较浅显之文字予以注释,编成《汤头歌诀白话解》(1961年),着重于方剂主治和方义分析、诠解。内容简要,切合实用,并对原书个别内容予以增删修订,便于初学者习诵,影响较大。

二、陈修园的歌诀类著作

陈修园(1766—1833年)为了初学者便于记忆背诵,尽快入门,在《时方歌括》(1801年)、《长沙方歌括》(1803年)、《金匮方歌括》(1811年)、《伤寒真方歌括》(撰年不详)等医著中,把经典著作的原文、方药、主治、功能等用诗歌的体裁,编成便于诵读的歌括,读起来琅琅上口,易读易记,这又是陈修园整理古医籍的一大特色。例如:《伤寒真方歌括》桂枝汤歌曰:"发热自汗是伤风,桂草生姜芍枣逢;头痛项强浮缓脉,必须稀粥合成功。"[1] 麻黄汤歌曰:"太阳脉紧喘无汗,身痛腰疼必恶寒;麻桂为君甘杏佐,邪从汗散一时安。"[2] 这种歌括将病机,脉证、方药、乃至服法,全面概括无遗,而重点在脉证、方药。

《长沙方歌括》桂枝汤歌曰:"项强头痛汗憎风,桂芍生姜三两同,枣十二枚甘二两,解肌还藉粥之功。"[3] 麻黄汤歌曰:"七十杏仁三两麻,一甘二桂效堪夸,喘而无汗头身痛,温覆

---

[1] 清·陈修园撰. 伤寒真方歌括. 见林慧光主编. 陈修园医学全书. 北京:中国中医药出版社,1999,1011
[2] 清·陈修园撰. 伤寒真方歌括. 见林慧光主编. 陈修园医学全书. 北京:中国中医药出版社,1999,1014
[3] 清·陈修园撰. 长沙方歌括. 见林慧光主编. 陈修园医学全书. 北京:中国中医药出版社,1999,485

休教粥到牙。"① 这种歌括重点在药物组成、分两、煮法、服法，兼顾脉证。《长沙方歌括》和《伤寒真方歌括》都是编写《伤寒论》方歌。两种歌括有异曲同工之妙，而无重复之嫌，使读过原文者，再辅以歌括，自能融会贯通，指导临床。

又如《金匮方歌括》甘草泻心汤歌曰："伤寒甘草泻心汤，却妙增参三两匡，彼治痞成下利甚，此医狐惑探源方。"②《金匮要略》的甘草泻心汤与《伤寒论》的甘草泻心汤所不同的是多一味人参（三两），故曰："伤寒甘草泻心汤，却妙增参三两匡。"《伤寒论》甘草泻心汤是治疗胃虚痞利俱甚之证，达到和胃补中，降逆消痞目的，《金匮要略》甘草泻心汤是治狐惑病，共奏清热化湿，安中解毒，故谓："彼治痞成下利甚，此医狐惑探源方。"同名方在不同著作中由于方药组成不同，功用因而迥异，陈氏适得其要地以对偶手法裁剪，泾渭分明。无怪乎有人赞誉陈修园的文章"连篇累牍而不繁，寥寥数语而不漏"。

总之，陈修园的歌括言近旨远，医文并茂，雅俗共赏。陈修园的著作能够流传甚广，与此不无关系。

第二节　综合性方论类著作的大量涌现

方剂发展到清代，古方释义盛行，方论专著迭出。综合性方论专著集历代有效名方于一书，其著名者如《古今名医方论》《医方集解》《绛雪园古方选注》《删补名医方论》《成方切用》。一大批综合性方论类的著作先后问世，是清代方剂学发

---

① 清·陈修园撰．长沙方歌括．见林慧光主编．陈修园医学全书．北京：中国中医药出版社，1999，491
② 清·陈修园撰．金匮方歌括．见林慧光主编．陈修园医学全书．北京：中国中医药出版社，1999，315

展的一大成就和特色。近人谢观评曰："明清间人方书，不及前人之浩博，而立意求精则过之。"[1] 确为中肯之论。

一、《古今名医方论》

该书由清·罗美（生卒年不详）辑，成书于康熙十四年（1675年），是一部颇有影响的实用方论著作。

本书是作者所撰《古今名医汇粹》的姊妹篇。罗氏先曾选辑历代名医医论，"本乎《灵》《素》二经，证以病情"，编成《古今名医汇粹》8卷，书后附有方论。以卷帙颇繁，艰于筹费，乃将方论部分先行刻印，即为本书。本书"旁收远绍，始自汉代，下迄元明，无下百家"，共选辑历代名方150余首。为求切合实用，所收皆为临证常用效方。作者以明代薛己所用诸方"简严纯正，可为后法"，故多所采录。方论为本书最重要的组成部分。罗氏共选收金代成无己以下，包括李东垣、赵以德、薛己、吴崑、张景岳、喻嘉言、张璐、程郊倩、柯韵伯等20多位名医的有关论述，其中选录清代医家柯韵伯之论尤多，可谓集古今名方名论于一书。

罗美还在方论中提出自己的看法，如归脾汤条，"罗东逸曰：方中龙眼、枣仁、当归，所以补心也；参、芪、术、苓、草，所以补脾也。立斋加入远志，又以肾药之通乎心者补之，是两经兼肾合治矣。而特名归脾，何也？"作者认为，"夫心藏神，其用为思；脾藏智，其出为意。是冲智思意，火土合德者也。心以经营之久而伤，脾以意虑之郁而伤，则母病必传诸子，子又能令母虚，所必然也。其症则怔忡、怵惕烦躁之征见于心；饮食倦怠，不能运思，手足无力，耳目昏眊之症见于脾。故脾阳苟不运，心肾必不交。彼黄婆者，若不为之媒

---

[1] 谢观著. 中国医学源流论. 福州：福建科学技术出版社，2003，63

合,则已不能摄肾归心,而心阴何所赖以养?此取坎填离者,所以必归之脾也。其药一滋心阴,一养脾阳,取乎健者,以壮子益母;然恐脾郁之久,伤之特甚,故有取木香之辛且散者,以阔气醒脾,使能急通脾气,以上行心阴。脾之所归,正在斯耳!"①

书中所收诸家方论,不是仅仅"论其方之因,方之用,详其药性,君臣法制,命名之义",而是深入剖析病证"内外新久之殊,寒热虚实之机,更引诸方而比类之,又推本方而互通之,论一病而不为一病所拘,明一方而得众病之用",以求"游于方之中,超乎方之外,全以活法示人"。② 所以说,本书意在示人以规矩准绳,启发读者触类旁通,举一反三。

本书对后世影响颇大。清乾隆间,吴谦等奉敕编纂《医宗金鉴》时,即以本书为主体,略事增删,而为《删补名医方论》。伴随《医宗金鉴》的多次翻印,其影响深且远矣。

二、《医方集解》

汪氏在重视临床实践的同时,亦很重视方剂理论指导的作用。汪氏指出:"读方不得其解,治疗安所取裁。"于是"哀集诸家,会集众说",阐发方义,编辑成《医方集解》。

该书论方特点有三:

(一)释方精穷奥蕴

如补养之剂首列六味地黄丸,治肝肾不足,真阴亏损之多种病证。汪氏释方曰:"此足少阴厥阴药也,熟地滋阴补肾,生血生精;山茱温肝逐风,涩精秘气;牡丹泻君相之火,凉血

---

① 清·罗美辑. 古今名医方论·卷1. 北京:中国中医药出版社,1994,9
② 清·罗美辑. 古今名医方论·凡例. 北京:中国中医药出版社,1994,3

退蒸；山药清虚热于肺脾，补脾固肾；茯苓渗脾中湿热而通交心；泽泻泻膀胱水邪而聪耳明目，六经备治而功专肾肝；寒燥而偏，而补兼气血，苟能常服其功未易弹述也。"又曰："本方加附子、肉桂各一两，名桂附八味丸，治相火不足，虚羸少气，王冰所谓益火之原，以消阴翳也，尺脉弱者宜之"，"本方加黄柏、知母各二两，名知柏八味丸，治阴虚火动，骨痿髓枯；王冰所谓壮水之主，以治阳光也，尺脉旺者宜之"。① 既有方名药味加减，主治病证、病机、用药，又有"桂附八味丸，其尺脉弱者宜之；知柏八味丸，尺脉旺者宜之"的用方经验。其论精辟可从。

又如汪氏对二陈汤的方解，指出其主治"一切痰饮为病、咳嗽胀满、呕吐恶心、头眩心悸"。并分析痰饮的病因病机，即"脾虚不能健运，则生痰饮。稠者为痰，稀者为饮，水湿为其本也。得火则结为痰，随气升降。在肺为咳，在胃为呕，在头则眩，在心则悸，在背则冷，在胁则胀，其变不可胜穷也"。② 除叙述方药组成、方名释义及方解外，还提出了"治痰通用二陈"的总原则，详细列举了药物的加减应用。例如风痰加南星、白附、皂角、竹沥，寒痰加半夏、姜汁，火痰加石膏、青黛，湿痰加苍术、白术等。书中还记载了痰饮病证的治疗经验，谓"大凡痰饮变生诸证，当以治饮为先，饮消则诸证自愈"。如"头风眉棱骨痛，投以风药则不效，投以痰药见功"。又如眼赤羞明，"与之凉药不瘳，予以痰剂获愈"。凡此之类，不一而论。最后收录了导痰汤等14个由二陈汤化裁或主治功效类似的方剂。

---

① 清·汪昂辑. 医方集解·卷1. 见：项长生主编. 汪昂医学全书. 北京：中国中医药出版社，1999，107-109
② 清·汪昂辑. 医方集解·卷5. 见：项长生主编. 汪昂医学全书. 北京：中国中医药出版社，1999，262

（二）阐述博采硕论

《医方集解》顾名思义，就是取各家之长，阐明方义之意。从对某一首具体方剂的论述看，有的引用几家，十多家，甚至数十家之言，每首方剂从主治证候、病机、药性方义、治则、化裁、禁忌、鉴别等加以论述。如对麻黄汤的注释就引用了喻嘉言、李士材、李时珍、张子和、王履、及《针经》《活人书》等10余家名言硕论，从各方面加以阐述。他们各抒己见，或同或异，各存所见，以备参稽，打破了在此之前只重视照搬经典的僵化局面。

（三）编方理法兼备，体用具全

汪氏对每首方剂编写内容的体例采取先列方名、出处，次列病证、病机、治法、方义、加减，再列禁忌、鉴别诊断等项。这一体例具有逻辑性强、条理清，具有一定的科学性。它不是单纯照抄原文，而是根据需要摘引节录，进行综合归纳，将理、法、方、药融汇贯穿于一方。正如他在序言中说："虽名《方解》，然而病源脉候、脏腑经络、药性治法，无不毕备。"[①]这种理法兼备，体用具全的编次体例是后世编写方书之典范。

咸同时期，鉴于当时医界一些医生忽视辨证而机械套用《医方集解》中的药方，贻害患者，费伯雄取《医方集解》方剂，删补为《医方论》（1865年）4卷。费氏对《医方集解》各方逐一评论，并阐明灵活用药的原则，大大有利于初学者和医家掌握运用。

[①] 清·汪昂辑.医方集解·凡例.见：项长生主编.汪昂医学全书.北京：中国中医药出版社，1999，93

三、《绛雪园古方选注》

著者王子接（1658—?），字晋三，清代长洲（今江苏苏州）人。《绛雪园古方选注》系方论之书，成书于1742年，共3卷。上卷独明《伤寒论》113方、397法，分和、寒、温、汗、吐、下剂类。中卷发明内科汤、散、丸方。下卷阐明女科、外科、痘疹科、五官科、折伤科方药。全书共精选345方。

作者认为，以前虽已有不少医家对仲景等名方进行了论述发明，但"独于方之有矩，法之有规，犹鲜有旁推交通之者"。[①] 故而选《内经》《伤寒论》《金匮要略》《太平惠民和剂局方》《济生方》等诸名方，为之显微阐幽，申明其方之中矩，法之中规，刚柔有变，制约有道，而撰成该著。

书中遵仲景伤寒方为祖方，以和、寒、温、汗、吐、下六剂分类。桂枝汤为和剂祖方，统桂枝甘草汤、芍药甘草汤、小柴胡汤、生姜泻心汤、黄连阿胶汤、乌梅丸等44方；白虎汤为寒剂祖方，统白虎加人参汤、竹叶石膏汤等10方；四逆汤为温剂祖方，统通脉四逆汤、人参四逆汤等19方；麻黄汤为汗剂祖方，统麻黄杏仁甘草石膏汤、麻黄附子甘草汤等13方；栀豉汤为吐剂祖方，统栀子甘草豉汤、瓜蒂散等五方；承气汤为下剂祖方，统小承气汤、桃仁承气汤、大陷胸汤、十枣汤等24方。此分类颇受柯琴《伤寒论翼》之影响。

方论不仅规矩详明，说理透彻，而且切合临床实用，书中不少见解实发古人之未发。譬论附子泻心汤，先释其名曰："附子非泻心之药，见不得已而用寒凉泻心，故以附子名其汤。"继之论述原文"心下痞而复恶寒汗出"的道理，系"阳气

---

① 清·王子接注．绛雪园古方选注·自序．上海：上海科学技术出版社，1982，3

外撤"所致，故而难用苦寒，但痞为内热所致，则"又不得不用苦寒以泻其热"。继之阐明方义，谓"三焦皆热，苦寒之药在所必用，又恐其虚寒骤脱，故用三黄清彻三焦而泻热，即用附子宣彻上下以温经。三黄用麻沸汤渍，附子别煮汁，是取三黄之气轻，附子之力重，其义仍在乎救亡阳也"，[①]甚合仲景制方之旨。

全书以论解仲景方为主。上卷专论《伤寒论》方，中卷、下卷对《金匮要略》一些方剂进行了论解。并对《内经》所载的秫米半夏汤、马膏生桑桂酒方、角发酒等方也进行了解析。然而作者亦不忽视后世各代之良方，对《备急千金要方》《外台秘要方》《太平惠民和剂局方》《济生方》《圣济总录》以及钱乙、刘完素、李东垣、朱丹溪等诸医家的良方，亦能辑而注之，如四君子汤、归脾汤、温胆汤、《外台》茯苓饮、桂苓甘露饮、补中益气汤、大补阴丸等，以上统而称曰"古方选注"。可见王氏崇古尊经而不泥的治学思想。

该书不仅对学习研究仲景之学很有裨益，而且对于临证诸医家亦颇有启发，如章虚谷《医门棒喝》（1835年）、王孟英《温热经纬》（1852年）等，均曾大量引用了王氏的论述。正如魏念庭所云："殆仲景之功臣，古昔圣贤之羽翼也，以之砭俗学而示来兹，其中流之一壶也。"[②]

四、《删补名医方论》

清太医院吴谦、刘裕铎等奉敕纂成于乾隆七年（1742年），此书即《医宗金鉴》卷26—33之方剂部分。选取《伤寒》

[①] 清·王子接注. 绛雪园古方选注. 上海：上海科学技术出版社，1982，10-11

[②] 清·王子接注. 绛雪园古方选注·魏序. 上海：上海科学技术出版社，1982，1

《金匮》《千金》《外台》诸书及刘完素、王好古、张子和、李东垣、朱丹溪、薛己诸方之佳者，采录成编，共195首方剂，除记述原方方名、主治及处方外，更精选成无己、吴崑、李中梓、柯琴、汪昂诸家方论。因各家"于医方虽各有发明，但其间或有择焉未精、语焉未详者。复推其立方之意，综其简要，删繁补缺，归于明显"，故名曰《删补名医方论》。

本书特点是选方颇精，虽未对方剂进行分类，但选方以实用为原则，议论公允可取，故而为后学所推崇。《删补名医方论》成为我国医学史上第一部由官方修订并刊行的方论专著，对于推动中医方剂学术的发展，提高临床组方用药的疗效，具有非常重要的意义。

《医宗金鉴》由于选材精当，理法严格。"分门类聚，删其驳杂，采其精粹，发其余蕴，补其未备"。[①]刊刻之后，受到广大读者欢迎，为中医临证重要读物，并成为清代医学标准教科书。徐大椿曰"御纂《医宗金鉴》，源本《灵》《素》，推崇《伤寒论》《金匮要略》以为宗旨，后乃博采众论，严其去取，不尚新奇，全无偏执，有无科不备，真能阐明圣学，垂训后人……习医者，即不能全读古书，只研究此书，足以明世"，[②]确为的言。《删补名医方论》也随着《医宗金鉴》的不断翻刻，影响深远。

五、《成方切用》

吴仪洛（18世纪）鉴于《医方考》和《医方集解》各具优缺点，《医方考》虽然海内盛行，"但搜集不无阙略"，《医方集

---

① 清·吴谦等编．医宗金鉴·卷首奏疏．北京：人民卫生出版社，1963，4
② 清·徐大椿撰．慎疾刍言．见刘洋主编：徐灵胎医学全书．北京：中国中医药出版社，1999，369

解》"采搜甚富，然不能无承讹袭愆之说，且于新方，总未采录"，①因此综合二书内容，根据"医贵通变、药在全宜"和"方有宜古不宜今者"的原则，进行了删改补充，于乾隆二十六年（1761年）编成《成方切用》一书，意在"尤期用方者之切于病情也"。全书收藏古今成方1100余首，首列方制总义与《内经》方，次将成方分成补养、涩固、表散、涌吐、攻下、消导、和解、表里、祛寒、消暑、燥湿、润燥、泻火、除痰、杀虫、经带、胎产、婴孩、痈疡、眼目、救急等24门。每方列适应证，药物组成和加减法，方义及附方，影响亦较广。

第三节 验方类方书

清代前中期，出现了一大批以搜集记录民间验方为目的的方书，比较著名者如《秘方集验》《灵验良方汇编》《集验良方》《古方汇精》等。这些验方集性质的方书的出现，一方面丰富了方剂学的内容，另一方面也是民间用药的宝贵经验总结。

一、《秘方集验》

又名《锦囊妙药秘录》，分2卷。清代王梦兰纂辑，刊于清康熙四年（1665年）。卷上首列诸症歌诀，共88首。作者"刻意求简，便于仓惚之际，一目了然"，②描述诸症要点，提纲挈领。后列诸药食毒、诸虫兽伤、暴死、危笃、瘟疫、中

---

① 清·吴仪洛辑．成方切用·序．上海：上海科学技术出版社，1958，1
② 清·王梦兰纂辑．秘方集验．北京：中医古籍出版社，1990，3

风、伤寒诸症等19门。卷下载五官、心腹、脾胃、妇女、婴儿等16门之方。上下卷后有余方补遗。门后列症，一症内有方数条。

全书载内、外、妇、儿、耳鼻喉、眼科以及中毒等常见症、危重症数十个，集验方逾千个。所收验方，多为作者"已试而屡验者"或"人所已验而秘藏者"，所列方药"专取药品简易，便于穷村僻壤应手而得"。

《秘方集验》刊行于1665年。日本藤井见隆曾将此书译为日文，并加以日文注解，乃名为《锦囊妙药秘录》。现存清康熙四年（1665年）醇佑堂刊本，康熙十二年（1673年）刊本，清宁寿堂刊本，以及日本皮纸抄本等。

二、《古方汇精》

该书为验方辑录书，清·爱虚老人辑，刊于清嘉庆九年（1804年），系作者选取历代著名方书中的屡效屡验之方分类汇编而成。因书中汇集了古医书中的精要之方，故名曰《古方汇精》。

全书5卷。共收方346方，分内症、外科、妇科、儿科、奇症5门。各门之下，注明其主治、处方及炮制、使用方法，便于学者对症选方。其中，内、外诸方，妇儿通用。专属妇、儿者，则列为妇、儿专门。又因妇人胎产、小儿初生尤为紧要，故采录《达生》论变蒸考附于后。至于奇症，因病急奇险，迟则难救，故列为专门，便于检索。

该书特点有二：

一是收方广，选方精。是书所录之方，皆是选择各古代医方书中经历代临床检验证明行之有效的方剂。如书中所载的六味地黄丸、补中益气汤、逍遥散、二陈汤、归脾汤、香连方、十全大补汤等。至今仍是临床常用之方。

二是注重补剂。作者认为，病患者禀赋厚者，十无一二，体质亏者，十得八九。因而，制方主张补益与和解为主，调理为次，攻下间存一二。尤其以内、外症制方更为突出。故书中所收补益之剂居多，体现了作者重视扶正的思想。

急症一门所收之方，多系民间随手可取，人人可作的单方、验方，临床可见的内、外急症无不囊括于内。不仅适于医家救治之用，而且病家在就医不及的情况下，亦可照发救治。

总之，该书虽然收方不多，然选方颇精，可供临证参考选用。

三、《串雅内编》

在诸多的验方类方书中，赵学敏（约1719—1805年）的《串雅》，收录了"铃医"的宝贵用药经验，因而更显得别具一格。其中《串雅内编》（1759年）是一部较为完整的民间方剂学著作，在祖国医学史上占有一定地位。

《串雅内编》共分4卷，载列处方400多个，按照铃医的术语，分截（使病邪外出）、顶（催吐）、串（泻下）及单方等四类，每类之下，又分总治、内治、外治、杂治等项，治疗范围包括内外各科、一般常见疾病和一时难明原因的杂病等。具体有如下特点：

（一）内容详尽而丰富

该书以方、法分类组合，每方都有详尽的配方制法，所治病证，用药服法、用量，剂型多变，包括了汤剂、丹剂、丸剂、散剂及外用膏剂。许多药方疗效独特，如鲤鲮丸（治一切无名肿毒）、独步散（治心脾气痛）。这类处方，在现代传统方药中，应用甚少。

(二) 涉及面广

内容包括了内、外、妇、儿、五官等临床各科的治疗方药。书中所治病证中,内科以五脏六腑病证、外感、内伤及一些疑难病为主;外科见于疮疡肿毒、骨伤、皮肤等科目的病证;妇科以经带病、产前及产后病以及一些妇科杂病为主;其他还涉及儿科及五官科目的一些常见病证。

(三) 不重辨证,只重病症

书中所述方剂在运用时,都是只注意于病症表现、病情变化,而不作辨证治疗。这就形成了"操技最神,而奏效甚捷。……诘其所习,大率知其所以,而不知其所以然"[①] 的局面,这是由民间方药长期在铃医中流传,而铃医的医学理论贫乏所造成的。

综上所述,《串雅内编》以其详尽丰富的内容,简捷实用的方药,对祖国民间医学的发展,具有重要价值。

除上述方书外,王翊的《万全备急方》多取山野常见草药,适于僻壤穷苦之人。朱鸿雪的《方便方》,选古今名医经验单方汇集而成。陶承熹的《惠直堂经验方》取祖父、外祖父平生所集录的验方及他本人20年间在各地所闻所得的各种成方,选择药味和平、用有效验的成方900多首,汇集成方,为一部切合实用的方剂书。此外,徐大椿把《伤寒论》中各方分成桂枝类、麻黄类、葛根类等12类,以简驭繁,纲举目张,著成《伤寒类方》。华岫云根据叶天士经验编写的《种福堂公选良方》卷2—4为各科常见疾病的验方选集,详列适应证及方药配制法,对临床处方颇有参考价值。清代较有影响的方书还有

---

① 清·赵学敏辑.串雅内编.原序.见清·赵学敏著.串雅全书.北京:中国中医药出版社,1998,6

年希尧《集验良方》、何梦瑶《医方全书》等，不可胜计。

小结

汪昂、陈修园等大批有文化底蕴的儒医加入到医学普及创作队伍中，打破了医学书籍给人枯燥无味的传统印象。一批高质量的医学入门书籍达到了"音韵悠扬，文辞茂美"的水平，使得中医著述在文字水平上也达到了较高造诣，并产生了巨大的影响，风行海内外。

第八章　独具特色的清代宫廷方剂

清代是中国最后一个封建王朝，清代宫廷档案，记载了满清王朝200多年历史，清代档案之多，居世界第一，仅中国第一历史档案馆就存有1000万余件、册、卷。在起居注、上谕、奏折等档案中，保存了大量原始史料，弥足珍贵。这些史料，历来为史学家所重视，具有无法取代的地位。在这些档案中，亦有清代宫廷用药的记录，对研究清代宫廷方剂，有非常重要的意义。

清代档案中所涉及的一些方剂学方面的资料，颇有研究价值。清代宫廷医疗活动的特点很多，今仅列举和清宫方剂有关的几个方面，进行探讨。

第一节　蔚然成风的宫廷代茶饮

中药代茶饮即药茶，又称茶剂，顾名思义，乃指用中草药与茶叶配用，或以中草药（单味或复方）代茶冲泡，煎煮，然后像喝茶一样饮用。组成药茶的药物主要有茶叶和一些芳香性植物以及一些经冲泡或煎煮时有效成分易于溶出的轻灵药物，像一些花、叶以及质轻的根茎、果实的鲜品和干品均为药茶的重要组成部分。少数药茶的配方也含有动物或矿物药的成分。

中药代茶饮为我国的传统剂型,是在中医理、法、方、药理论原则指导下,通过辨证与辨病相结合而组方选药与茶叶(或不含茶叶)合制而成的剂型。

按药茶或代茶饮者,始于唐,盛于宋。唐代孟诜以《备急千金要方·食治》为依据,撰写扩展为《食疗本草》,载有"热毒下痢"、"腰痛难转"之药茶验方。王焘《外台秘要方》更有在卷31载"代茶新饮方",详述茶制法。宋代王怀隐《太平圣惠方》载药茶方凡8首。宋徽宗敕著之《圣济总录》更有治病后烦躁及小便不通等之药茶。元代《饮膳正要》之玉磨茶,《养老奉亲书》之老人食养茶,明《普济方》之葱豉茶,孙一奎《赤水玄珠》之槐茶,明李时珍《本草纲目》之痰喘咳嗽茶,清赵学敏《串雅内编》之代茶汤等,不一而足。

到了清代,载有药茶方的著作,日益增多,不胜枚举,是中药代茶饮发展进一步丰富提高,更加完善成熟的时期。如张璐的《本经逢原》、王士雄的《随息居饮食谱》、陆廷灿的《续茶经》、黄宫绣的《本草求真》、刘源长的《茶史》、汪昂的《本经求真》等书均有中药代茶饮方的记载,其中当属沈金鳌的《沈氏尊生书》中记载的根据温病学家叶天士药茶方改订制成的"天中茶"最为著名,迄今一直应用于临床,备受推崇。此外还有费伯雄的《食鉴本草》赵学敏的《本草纲目拾遗》,书中备录中药代茶饮方多首,如五合茶、川椒茶、槐茶、柏茶、红花茶、角刺茶、栾茶等。这些书籍为研究和整理中药代茶饮提供了十分宝贵的资料。

中药代茶饮,在清朝宫廷中也倍受推崇,药茶疗疾保健,成为王公贵族乐于接受的方法。通过对清宫医案的整理和研究表明,清宫中药代茶饮方的特点是在中医辨证论治理论指导下选用中药代茶饮方,使得中药代茶饮方更加切中病证,从而进一步提高了中药代茶饮的疗效。如清热茶方中,有清热理气茶，清热化湿茶，清热养阴茶，清热止咳茶等。

清代前中期清宫代茶饮的应用，主要涉及清热类、除湿类、消导类、温中类、安神类、补益类几个方面，下面仅举安神类代茶饮为例说明之。

清代宫廷医案中记载的安神类代茶饮大致可分为两类，一类是以养心安神为主，常用酸枣仁、茯神等；另一类则养心安神与重镇安神两者兼而有之，镇心安神药常用龙齿、朱砂之类。

一、养心安神代茶饮

例如枣仁灯心代茶饮，用炒熟枣仁六钱、灯心一钱，水煎代茶饮，养心血，安心神，清虚火，除烦热，曾用以治疗乾隆朝十五阿哥福晋虚热心烦神躁不宁证。

又如二神代茶饮，因由茯神、炒神曲二药组成而得名，功能健脾消食，养心安神，用以治疗心脾两虚，体倦食少，心悸失眠之证。

再如育神代茶饮，用茯神三钱、炒枣仁二钱、远志一钱、半夏二钱、竹茹二钱，水煎代茶。该饮补养心脾与化痰清热并举，扶助气血，清化饮热，有除烦安神之效。与二神代茶饮相比，本方养心安神之力更强，且兼能燥湿祛痰，化饮清热，诚为标本兼顾之良方。

二、养镇心神代茶饮

这类代茶饮方兼有养心安神与重镇安神两方面作用，其侧重可有不同，以加味参莲饮为例作一比较，见表6。

表6 加味参莲饮类方比较

方名	组成	服法	功用	主治	侧重
加味参莲饮（一）	党参五钱 茯神四钱 煅龙齿一钱五分 莲肉五钱（去心）	水煎代茶	益气健脾，养心，重镇安神	心脾两虚，心神不宁，惊悸不寐	偏于重镇安神
加味参莲饮（二）	党参五钱 炒枣仁三钱 钩藤一钱五分 茯神木四钱 煅龙齿一钱五分 莲肉五钱（去心）	煎汤代茶，陆续饮	益气健脾，养心安神，镇静息风	心脾两虚，心神不宁，肝风内动，惊悸不寐，眩晕抽搐	偏于养心安神

此二方见于嘉庆朝玉贵人血虚筋挛症治案。玉贵人"原系素有血枯筋挛之症。用药以来，抽搐虽止，惟病久耗伤气血，真气已亏，胃虚不实，病势重大"，前一天服参莲饮（党参、莲肉各五钱，水煎代茶），胃气稍缓，再加茯神、龙齿而成加味参莲饮（一），则兼有健脾益气与养镇心神之效。

第二方为次日所用，病案有"病久耗伤气血，真气已亏，不时抽搐，病势重大"等语，故处方加枣仁、钩藤两味，而增强养心安神、平肝息风之力。

第二节　处方用药独具特色

一、多姿多彩的药引

药引是指方剂中引导诸药直达病所使之更好发挥治疗效应的药物。它是在中医方剂的君臣佐使配伍原则指导及中药药物归经理论的基础上产生与发展起来的。药引除引经报使外，有时也具有调和诸药作用。古人对于药引的应用十分重视，张睿谓"汤之有引，如舟之有楫"，①尤在泾也说"药无引使，则不通病所"，②均强调了药引的重要性。至于药引的具体应用，历代医家著述中多有记载，足资借鉴。

清代宫廷医药经验不仅集中反映了当时的医学水平，而且具有其独特的理论与丰富的实践经验，在药引应用方面尤为广泛，不仅有单味药引，还有多味药引，甚至以成药为引，有较高的学术价值。因此，认真总结、研讨清代宫廷医药中使用药引的经验，对于指导临床实践，具有重要意义。

（一）清宫药引的取材

清宫药引的取材范围甚广，超出前代，并大量使用地道药材和中成药，内容丰富多彩，颇多创见，使人耳目一新。

草木类采用地道药材最多，如桑枝、鲜扁豆花、淡竹叶、枸橘叶、灯心、荷叶等；果实类，如秋梨、胡桃肉、大枣、龙眼肉等；菜食类，如生姜、藕、葱白等。谷食类，如陈仓米、糯米、薏米等；虫介类如蜂蜜、蚕茧、珍珠、燕窝等；金石类如赤金、金器、纹银、元明粉等；加工类如白酒、饴糖、竹沥、淡豆豉等；其他类如童便、一捻金、六一散、青麟丸等。

（二）清宫药引的单味及复味

清宫医方中所使用的药引，其药味多寡不一。虽一般多用单味药作药引，但也常见两味药作药引者，用三四味药者也非罕见，甚至有用五六味药者。其药引使用之广泛，特别是多味

---

① 清·张睿著．医学阶梯·卷二·药引论．中国中医科学院图书馆藏清康熙甲申年刻本
② 清·尤怡著．医学读书记·卷下．见孙中堂主编．尤在泾医学全书．北京：中国中医药出版社，1999，348

药引的应用，在古今方书、医案中是很少见的。现按药引使用药味的多少，分别介绍如下。

1. 单味药引

单味药引的使用，在清代宫廷医案中很多见。其用药种类之广泛，为一显著特色。诸如解表、清热、泻下、祛风湿、芳香化湿、利水渗湿、温里、理气、消食、止血、活血祛瘀、化痰止咳平喘、安神、平肝息风、开窍、补益、收涩等十余类中药均有入药引者。据统计，单味药引所涉及的药味较多、使用频率较高者为解表、清热、消食、理气、利水、化湿、祛风湿、补益、化痰止咳及理血等类药物，这与宫中诊治病种有内在联系。

2. 两味药引

清代宫廷医案中两味药引的应用也相当多见。不仅涉及中药种类和具体药物相当多，而且两药之间的配伍更有十分丰富的内容。这种两味药引，在某种意义上具有"药对"（又称"对药""姊妹药"）的特点，例如两药之间的协调配合，或相辅相成，或相反相成。两味药引又不完全同于一般意义上的药对，因为它们毕竟是起"引经报使"作用的药引，是为全方的综合功效服务的。据对部分清代宫廷医方的统计整理，计有两味药引200余对。如解表类两味药引桂枝—滑石、桂枝—郁金、生姜汁—薄荷、生姜—菊花、生姜汁—蔓荆子等。

3. 三四味药引

一般临床很少用三四味中药作药引，但在清代宫廷医方中却不少见。一种情况是三四味药之间配伍协调，或相辅相成，多数突出重点，使"引经报使"的方向比较明确，对加强全方的功效，起着重要作用。最常见者用焦三仙，辅以其他药物，如莲子肉、甘草、苍术、生姜等，此类药引多为健脾和胃之用。还有一种情况，由于病情复杂，涉及脏腑较多，用三味或更多的药引，有利于全面照顾，多方调治。如清热类的青果—羚羊—芦根组合、荸荠汁—梨汁—白蜜组合、灯心—莲子心—莲子组合等。

4.清宫成药药引

在清宫医案的医方中甚至还使用中成药作为医方的药引。这在古今方书、医案中是少见的。成药作为药引有以下优点：①组成成药的药物之间配伍严谨，严格依中医组方方法结合，能抑其偏性，使其发挥理想的药物效应；②几种功效相似的药物组成的成药，药物之间相须为用，药物作用比单味药引好；③某些作为药引的中成药药味多而繁杂，诸多类药物集结在一起，其作用全面，照顾面广。这些都是单味、二味、甚至多味药药引所较难具备的。

清宫医案中作为药引的成药有六一散、益元散、珠黄散、赛金化毒散、一捻金、紫雪、朱衣滚痰丸、活络丹、失笑散、更衣丸、麻仁滋脾丸等。如道光朝珍妃患停饮受暑之症，御医治以清暑六合汤调理，用荷梗一尺、益元散三钱当药引。①

清暑六合汤由《太平惠民和剂局方》六和汤变化而来，主治内伤生冷、外感暑气所致的胸膈满闷、头目昏蒙、恶寒发热、身痰体倦等症；荷梗清暑化湿醒脾；益元散清暑利湿安神，合为清暑六合汤药引，共奏清暑理气、利湿醒脾之效。

又如道光朝大阿哥停滞受凉，御医用导气化滞汤一帖，以青麟丸三钱（化服）、荔枝核三钱（研）为引，兼熨法调理。②青麟丸由大黄、柏叶、绿豆、黄豆、桑枝、桃叶、车前子、小茴香、陈皮、荷叶、银花、苏叶、冬术、艾叶、半夏、厚朴、黄芩、香附、砂仁、泽泻、猪苓、甘草、牛乳、梨汁、姜汁等药组成。功效清热解毒、泻下积滞，疏肝和胃、理气止痛、化湿运脾。方中大黄功专泻下，荡涤肠胃，柏叶、桑叶、桃叶、

---

① 陈可冀主编.清宫药引精华.北京：人民卫生出版社，1992，136
② 陈可冀主编.清宫药引精华.北京：人民卫生出版社，1992，149

银花、黄芩清热解毒，猪苓、泽泻、冬白术、车前子、荷叶健脾化湿，小茴香、砂仁、厚朴、苏叶、陈皮、香附疏肝和胃，理气止痛，半夏、生姜和胃降逆止呕，甘草调和诸药。本丸药味虽庞杂繁多，但配伍严谨有章。

二、注重实效的清宫方

清代宫廷方剂，首重实效。并非一味用补，而是"有是证而用是方"，既有补益之剂，亦有泻下之品。经方时方并用，圆机活法，随证处方。

第一，经方、时方兼用。清宫医案中使用的经方，涉及《伤寒论》113方及《金匮要略》25篇中大部分方剂，分别用于外感病和内伤杂病，既能广泛应用，又能善于化裁，使因、证、脉、治环环相扣。清宫御医经常以"伤寒方"治内伤杂病，可谓师古而不泥古。同时，还广泛征用明清温病时方，如杏苏饮、达原饮、藿香正气散、桑菊饮等名方大量而灵活地应用，并创制不少新方，如二香汤治疗湿重而兼暑热、清咽消毒饮治咽喉肿痛等，都取得较好的疗效，无疑是对温病学发展的贡献。

第二，善用泻下之剂。宫中之人，喜食肥甘厚味，肠胃积食蕴热，故常用通腑之剂，驱除积滞，清热通下，推陈致新，既便是"至尊之体"的帝后也不例外。通腑之剂主要有以大黄为主药的承气汤类方，亦用凉膈散、当归龙荟丸等。御医在临床上将滋阴、助阳、宣肺、清火、活血、开窍等治法，运用于内伤杂病及外感时令病，亦用于妇科，应用广泛且得心应手。

第三，注重补益调理。清宫补益之剂侧重于补脾肾、益气血。如八珍糕"不寒不热，平和温补之药，扶养脾胃为主，屡有奇效"，[①]乾隆帝自四十岁便开始服用此糕，五老还童丸、打

---

① 陈可冀主编．清宫医案研究．北京：中医古籍出版社，2003，49

老儿丸则以补肾为主。此外，宫中常用的补脾肾药有鹿茸丸、全鹿丸、补天河车大造丸、神仙巨胜子丸、仙人还少丹、补益资生丸、补益蒺藜丸、长春广嗣丹等。

宫中益气血方有二种：一是补气以养血，主要是噙化人参。二是气血双补，常用当归补血汤、八珍丸、人参养荣丸、百龄丸、琼玉膏、十全大补丸、归脾丸等。此外，饮食调补和药酒调补，在宫中应用也十分普遍。清宫配方中的龟龄酒、松龄太平春酒、椿龄益寿药酒、清宫玉容葆春酒等，多为活血通脉、补益强壮、美容延年之剂，更适合宫廷帝王服用。清宫重视药饵食补，而不崇信金石丹药，这与历代皇家是不同的。

第三节　成药的大规模应用

清代宫廷注重保健，据《太医院秘藏膏丹丸散方剂》记载，宫中常用保健之方有御制平安丹、八珍糕、龟龄集、寿桃丸、太平春酒等。

御制平安丹亦名平安丸，其基础方首见于清代雍正六年（1728年）。据《太医院秘藏膏丹丸散方剂》记载，该方由藿香、陈皮、苍术、细辛、冰片、灯草灰、麝香等组成。适应证如"一切中寒、中暑、中风、中湿，感冒触秽，湿郁热蒸，山岚瘴气，瘟疫邪毒，绞肠霍乱，每遇卒症，并皆治之"，"普救济世，神效异常"。[①]

平安丹乃平胃散化裁而成。平胃散源出宋代《太平惠民和剂局方》，是以苍术、陈皮为主药的燥湿健脾、行气除满名方。

---

① 清太医院编．伊广谦，张慧芳点校．太医院秘藏膏丹丸散方剂．北京：中医古籍出版社，1992，171

平安丹以此方为君，并与其他药物共同组成一张针对性极强的方剂。产生理气机、和脾胃、升清降浊作用，从而在中气中寒、水停心下、肠胃不和诸症的治疗上发挥显著疗效。如乾隆十七年（1752年）七月，太医院御医张宗献奉旨为正白旗副都统宗室德尔素诊病，"病者呕吐、胸痛、烦渴、畏寒、手足逆冷、六脉弦紧，病属内伤暑湿，过饮寒凉，寒署凝结所致，即投以平安丹兼服正温中汤调治"而取效。①

清廷经常大量制造成药，且赏赐给王公大臣服用，蔚然成风。仍以平安丹为例，清宫中御制平安丹，在雍正、乾隆年间多做蜜丸。每丸三钱重。早在雍正年间，宫中就大量配平安丸（丹）："雍正六年（1728年）十二月初一日，配制平安丸二百料，得丸九万丸，虽旧存一万七千三百丸，合计十万零七千三百丸。"到雍正七年十二月初九日，一年稍多一点的时间，就用去了93 900丸，这一天又配制平安丹62料，得丸27 900丸。雍正九年二月二十六日又配制187料，得丸84 150丸。两年多的时间内共配制449料，得201 050丸。乾隆六年（1741年）五月二十三日起，至十四年（1749年）五月二十一日，"共合过平安丹一百五十料"。乾隆二十年（1755年）五月十一日、二十八年（1763年）四月初七日、三十三年（1768年）六月二十八日，又各修合平安丹50料。② 以上资料虽不完整，但足可证明，御制平安丹在清朝大内是一种配制数额很大、久用不衰的药物。

御制平安丹制成后，首先要保障帝后使用。其次，赏赐皇亲贵族、太监和御医。再次，赏赐各路驻防和军务大臣。如自乾隆十四年（1749年）六月初一日起，至乾隆二十五年

---

① 陈可冀主编．清代宫廷医话．北京：人民卫生出版社，1987，198
② 陈可冀主编．清代宫廷医话．北京：人民卫生出版社，1987，196-197

（1760年），赏西北两路驻防及各项取讨，共用平安丹22 974丸；乾隆二十八年（1763年）六月初九日，赏给军营驻防及各项取讨共用平安丹20 030丸。

成药如此大规模的使用，在民间是不可想象的。这也是清代宫廷方剂使用方面一个特色。

小结

清代宫廷方剂，首重实效。中药代茶饮，是在中医辨证论治理论指导下，选用适当药物配伍而成。清代宫廷医生，由于所处的地位独特，经常选用一些性质比较温和的方剂。在这些剂型里面，代茶饮成了他们的首选，帝王将相也乐于接受。清宫代茶饮已经不限于保健，而是将范围扩展到方剂学的各个门类之中，成为它和民间所用代茶饮的最大区别。清代宫廷的多味药引和成药药引也是一朵灿烂的奇葩，值得挖掘和研究。成药的大规模应用，也是空前绝后的，在中成药应用史上有其独特的价值。

第九章　辨治模式变化对清代方剂学理论提高的影响

"法随证立，方从法出，方以药成，以法统方"，现代中医学讲求理法方药的丝丝入扣，辨证是处方的前提，立法是辨证论治过程的核心环节，而临床处方遣药是在辨证立法思维过程之后的环节，故而有必要对辨证立法的思维进行探讨。

第一节　宋以前"辨病论治"占主流

中医学在其漫长的学术发展过程中，逐渐形成了以辨证论治为核心的临床诊疗特色和以辨证用药为主体的组方施治内容。然而，从整个中医方剂学术发展的角度来看，辨病论治的历史渊源其实较辨证论治更为久远，方病对应的诊治思路亦曾在中医学术发展史上有过不可或缺的重要地位。

回溯中医方剂学发展史，可以看出，宋元以前方书多以病分类，病后列方，一病一方或一病多方，方病相对，侧重于方剂的挖掘与整理，辨病论治的用方思路一目了然。此类方书首推马王堆三号汉墓出土的帛书《五十二病方》，书中以疾病作为篇目标题，记于各篇之首，然后分别记载其治疗方法。全书现存291条，每条1方，个别有2方者。如"疽病"条，一方用"白蔹、黄芪、芍药、甘草、□、姜、蜀椒、茱萸、酒";另一方用"白蔹、黄芪、芍药、桂、姜、椒、茱萸、酒",①可见当时的临床治疗已经有了较为固定的药物组方。另外,该条下尚有"骨疽倍白蔹、肉疽倍黄芪、肾疽倍芍药"的记载,说明当时对于疾病的分辨施治已经达到了一定的水平。

《黄帝内经》是我国现存最早的一部中医学理论经典著作。在治疗用药方面,涉猎方剂不多,仅有13方,如《素问·病能论》用"生铁洛饮"以治"怒狂","泽泻饮"以治"酒风",②《素问·缪刺论》"左角发酒"以治"尸厥"等,③从用方思路来看,亦属辨病论治、一病一方的用药格局。

至东汉末年,张仲景在总结前人成就的基础之上著成《伤寒杂病论》,以六经辨治伤寒,以脏腑统论杂病,把医学理论与临床经验有机地结合起来,确立了祖国医学辨证论治的基本思维框架,中医学临床诊疗模式开始出现辨证论治的端倪。

然而,从《伤寒杂病论》全书的整体内容来讲,在这部被誉为"方书之祖"的早期中医临床医学著作中,张仲景在引入"辨证论治"诊疗思维的同时亦非常重视"辨病论治"的用药模式,"辨证"与"辨病"在《伤寒杂病论》中是同时存在的。《金匮要略》中的大量条文即是很好的例证,如"奔豚,气上冲胸,腹痛,往来寒热,奔豚汤主之",④"小便不利,蒲灰散主之;

---

① 马王堆汉墓帛书整理小组编. 五十二病方. 北京:文物出版社,1979,94—96

② 唐·王冰注. 黄帝内经素问·病能论篇第四十六. 北京:人民卫生出版社,1963,258

③ 唐·王冰注. 黄帝内经素问·缪刺论篇第六十三. 北京:人民卫生出版社,1963,352

④ 后汉·张仲景著. 金匮要略方论·奔豚气病脉证治第八. 北京:人民卫生出版社,1963,26

滑石白鱼散、茯苓戎盐汤并主之"。①

另外，张仲景著作中篇名即提示辨病论治内容。如《伤寒论》中用"辨太阳病脉症并治"等，《金匮要略》中用"中风历节病脉证并治"等以病名名篇，即为明证。

值得引起注意的是，从张仲景《伤寒杂病论》问世至宋金元这一漫长的历史时期之内，《伤寒杂病论》中"辨证论治"的诊疗思维并没有引起医界的关注与重视，张仲景这部传世之作在当时人们心目中的印象亦不过是一部组方严谨、疗效可靠的普通方书而已，而且流传不广。正如唐·孙思邈在撰写《备急千金要方》时，以未见《伤寒论》全书而感慨万分时提到："江南诸师秘《仲景要方》不传。"②因此在其后相当长的历史时期之内，中医方剂的学术发展始终没有摆脱方病对应的思维模式，辨病用药的治疗格局一直占据着主导地位。东晋·葛洪《肘后救卒方》，唐·孙思邈《备急千金要方》《千金翼方》，唐·王焘《外台秘要方》以及宋代修订的大型方书《太平圣惠方》、《圣济总录》等，均为此类方书的典型代表。

第二节 宋金元时期"辨病论治"逐步让位于"辨证论治"

认识到仲景《伤寒杂病论》中"辨证论治"的精神实质，并将其融入中医学临床诊疗过程，使中医方剂学的发展实现从"方病对应"向"方证对应"的转变，则发生在宋以后。

---

① 后汉·张仲景著. 金匮要略方论·消渴小便利淋证病脉证并治第十三. 北京：人民卫生出版社，1963，44
② 唐·孙思邈著. 备急千金要方·卷9. 影印本. 北京：人民卫生出版社，1982，187

受理学思想的影响，宋代医家在进行大量临床经验积累的同时，更注重于疾病发病机理的探讨以及临床用药规律的总结，人们开始深入到疾病本质的更深一层，超越以"病"为着眼点的治疗思路。以"病"为着眼点的大量治疗方剂，因为应用指征庞杂笼统，疾病表象复杂多变，医者病家难以掌握，不能满足实际需要，故而迫切需要一种新的思维模式的出现。

《伤寒杂病论》经宋代林亿等人整理之后，得以大规模刊行于世。宋代医家发现了其重要价值，从中找到了不同于"辨病论治"的"辨证论治"思维模式的雏形，并开始研究。这一时期研究伤寒的代表医家，有宋代韩祗和、庞安时、许叔微、郭雍等，各有阐发。

成无己的《注解伤寒论》，开后世以注解法研究《伤寒论》之先河，使广大医家对《伤寒论》的学习与应用蔚然成风，《伤寒论》在理论与实践方面的价值备受时人瞩目。而刘完素尊仲景为"亚圣"，[①]使得《伤寒论》在中医学术发展史上的地位被提到空前的高度。后世从不同角度阐发与运用经旨者不乏其人，形成伤寒学派。迄今为止，这一学派的伤寒著作逾1000余种，相关医家达700多人，是中国医学发展史上人数最多，影响最广的一个流派。

后世医家对《伤寒杂病论》的继承与创新，同时也奠定了张仲景的历史地位，使得辨证论治逐渐成为中医治疗的主流模式。人们的组方用药模式开始向"辨证求因、审因论治"发生转变，"辨证论治"的思维方法逐渐深入到中医临床诊疗过程，为中医学术的向前发展注入了新的活力，使得宋以后中医药学发展呈现出了前所未有的繁荣景象：学术气氛活跃，学术争鸣蜂起，名医辈出，流派涌现。《四库全书总目提要·医家

[①] 金·刘完素. 素问玄机原病式·自序. 北京：人民卫生出版社，1983，4

类》说"儒之门户分于宋,医之门户分于金元",[①] 可谓对当时医事盛况的真实写照。

第三节 从"方病对应"转向"方证对应"

随着"辨证论治"地位的突显,"方证对应"也逐步受到医家的重视。

以金元四大家为代表的金元医家在学术上尊经而不泥古,各抒己见,对祖国医学的发展起了积极的推动作用,尤其在治法与方药运用方面,各自都具有鲜明的特点。他们运用辨证论治思维,创制了许多新方,其代表性方剂如双解散、防风通圣丸、补中益气汤、大补阴丸等,流传千载而不衰,为后世所称道。

明代方剂学的发展,呈现出一种过渡态势。一是对"辨病处方"的总结。如方书《普济方》(1390年)和《奇效良方》(1449年)的问世,前者载方61 739首,可谓集15世纪以前方书之大成,后者汇集宋至明初大量医方,载方7000多首。两部大型方书的出现,算是对明以前"辨病处方"作了一个全面总结。二是明代医家承金元医家余绪,继续创立新方,或寒或温,或攻或补,尤其是温补学派如薛己、张景岳、赵献可等人,立右归丸、右归饮、毓麟珠等温补名方。三是明代医家开始在方剂学理论做了一些探索,如张景岳"八阵"、施沛"祖剂"、吴崑的方论,但均属于摸索阶段,还不能完全满足临床需求,故而仍不能称之为成熟。

---

① 清·永瑢,纪昀主编. 四库全书总目提要·卷103. 海口:海南出版社,1999,522

由于前代医学的发展，"方证相关"的概念逐渐确立，"辨证处方"达到了相当数量，使得清代方剂学在理论上能够得以深入总结。

温病学家对外感温热病的认识不断深化，进而提出了系统的温病治疗方法和方剂。如叶天士受刘完素以表里辨治温热性疾病的启发，结合自己的临证实践，创造性地提出了"卫气营血辨证"，总括温热性疾病的病机与治法，明确了卫气营血分证的不同深浅层次用药。吴鞠通则在完善温病养阴清热治法的同时，以"三焦辨证"纲领来统论温热与湿热，提出了上中下三焦的病位鉴别及相应立法处方，系统地总结了治温方剂。

《医方集解》所创立的新的综合分类法，将按治法分类和按病因分类有机结合，成为"方证相应"观念的最佳诠释，满足了临床使用的需求，故而成为后世方书及方剂学教材的楷模，标志着中医方剂学的初步形成。

因此，方剂学的发展，首先要归功于中医学思维模式由"辨病论治"向"辨证论治"的转变。在此大的前提下，"方病对应"观念也随之向"方证对应"观念转变。宋以后医家开始以"辨证立法"为处方指导思想，对古方（宋以前）进行诠释或另创新方，使之符合"辨证论治"的要求，满足临床使用，从而促进了中医"方剂学"学科的形成。

第四节　辨证论治的思考

经过以上讨论，回顾一下"方剂"的几个定义：

①"方剂，是在辨证审因决定治法之后，选择合适的药物，酌定用量，按照组成原则，妥善配伍而成，是辨证论治的

主要工具之一。"[1]

②"方剂是由药物组成的,是在辨证审因、决定治法之后,选择适宜的药物,按着组方原则,酌定用量、用法,妥善配伍而成。"[2]

③"方剂是治法的体现,是根据配伍原则,总结临床经验,以若干药物配合组成的药方。"[3]

④"方剂是在辨证、辨病,确定立法的基础上,根据组方原则和结构,选择适宜药物组合而成的药方和制剂。"[4]

不难看出,在方剂的定义中,两种教材都只字未提辨病这个问题,而《中医大辞典》则干脆绕开这个层次,从治法谈起。只有《中医药学名词》明确将"辨病"和"辨证"同列。

究其原因,教材编写的目的是为了使学生能够掌握,能够应用于临床。在整个现代中医教学体系中,都讲述的是"辨证论治"思想,如果引进"辨病论治",足以让学生从思想上产生混乱。而辞书的目的是解释说明,并不需要明确定义,故而直接从治法层次上谈起。

但是,回顾一下历史就能知道,"辨病论治"、"辨证论治"两种思维模式都是存在的,而且"辨病论治"的观念还早于"辨证论治"。只不过在宋以后,"辨证论治"逐渐确立了主体地位。如果不承认"辨病论治"的存在,就无法解释很多方剂作用的机理,特别是一些民间验方和来源于国外而被中医学所纳入的方剂。澄其源而清其流,承认辨病论治的历史地位,对于准确全面认识方剂学乃至中医学,有百利而无一害。

---

[1] 许济群主编.方剂学.上海:上海科学技术出版社,1985,1
[2] 段富津主编.方剂学.上海:上海科学技术出版社,1995,1
[3] 李经纬,邓铁涛,余瀛鳌等主编.中医大辞典.北京:人民卫生出版社,1995,328
[4] 中医药学名词审定委员会审定.中医药学名词.北京:科学出版社,2005,170

第十章　清学对方剂学发展的影响

外史方面，除了经济、政治、社会背景等因素外，很少有人对文化思潮对于方剂学的影响做出分析。本书试图对此作一探讨。

有思潮之时代，必文化昂进之时代也。其在我国自秦以后，确能成为时代思潮者，则汉之经学、隋唐之佛学、宋及明之理学，清之考证学，四者而已。[①]

——梁启超《中国近三百年学术史》

清代学术兴衰近三百年，梁启超称之为中国"文艺复兴时代"，"其动机及其内容，皆与欧洲之'文艺复兴'绝相类"，[②]后人称之为"经学""清学""朴学"。其中，盛行于乾隆、嘉庆年间的考证学（又称考据学、古文经学）为清学之主潮，梁启超认为："凡'思'非皆能成'潮'；能成潮者，则其思必有相当之价值，而又适合于其时代之要求者也。"[③]"清学"作为一个特定的独立学科，标志着当时治学方法的新概念。由于它代

[①] 梁启超著. 中国近三百年学术史. 太原：山西古籍出版社，2001，11
[②] 梁启超. 清代学术概论. 上海：上海古籍出版社，1998，1,3
[③] 梁启超. 中国近三百年学术史. 太原：山西古籍出版社，2001，11

表了一种普遍性治学范式，遂成为时尚而风靡学术界各个领域，其影响广泛而深远，对中医学而言也是如此。

第一节　清初"经世致用"思想导致了中医方剂学的实用性倾向

清初，出现了一批伟大的思想家，如黄宗羲、顾炎武、王夫之等。他们多为前明遗老，面对这样一个"天崩地解"的时代[①]，他们一方面重视"夷夏之防"，反对外族入侵，试图从思想上进行反抗；另一方面痛定思痛，针对理学末流空谈性理、脱离实际的学风进行了批判。顾炎武（学者称亭林先生）提出了"君子之为学，以明道也，以救世也"的观点[②]，明确反对理学的空谈心性，并指出学者要"博学于文，行己有耻"，倡导明体达用、经国济民的经世实学。故而梁启超评价说"论清学开山之祖，舍亭林没有第二人"。由于他们的影响，清代学风由"空疏"转向"实证"，以考据学为主要治学方法的古文经学重新兴起，其代表者如顾炎武、阎若璩等人。他们提倡扎实、细密、朴实的考据方法，对后世产生了莫大影响。

清初思想家重夷夏之防、倡经世致用的思想对中医学产生了直接和间接的影响。顾炎武对《内经》颇有研究，在其《音学五书》中对《灵枢》中的音韵作了考证。而一大批学者，如喻嘉言（1585—1664年）、傅山（1607—1684年）、汪昂（1615—1701年）、张璐（1617—1699年）、李延昰（1628—1697年）、

---

① 清·黄宗羲著．留别海昌同学序．见清·黄宗羲著．南雷文案·卷2．影印本．上海：商务印书馆，1936，13
② 清·顾炎武著．亭林文集·与人书二十五．见顾亭林诗文集．北京：中华书局，1959，103

吕留良（1629—1683年）等均弃儒而从医，矢志不与清廷合作。其中，傅山、李延昰更是直接参加了反清复明的武装斗争。

此期中医方剂学，受清学"经世致用"思想的影响，出现了以实用性为指导思想的方剂类著作。一类是以初学医者为对象的方剂阐释著作，如《古今名医方论》(1675年)、《医方集解》(1682年)、《汤头歌诀》(1694年)，其著书目的是帮助医生学习方剂学知识，直接指导临床。如罗美辑《古今名医方论》"以诸医方所集，要约简明，皆日用常行"，"论一病而不为一病所拘，明一方而得众病之用，游于方之中，超乎方之外"，① 突出编书目的的实用性。又如汪昂本一方辞学宗工，有《讱庵诗文集》行世。明亡后，汪氏认为"帖括浮名，雕虫小技，纵邀虚誉，无裨实功，唯医一道，福庇最长。于是博采群书，遐稽经册，集前人之长，成一家之说"，② 故而弃儒研医。他作《医方集解》一书的目的是"庶几平居读之，可使心理开明，临病考之，不致攻补误用，脱遇庸劣之手，既可据证以校方；设处穷僻之乡，不难检方以用药"，③ 以经世济民为己任。另外一类是以收集民间验方为主的验方类方书，如《秘方集验》(1665年)、《集验良方》(1725年)、《灵验良方汇编》(1729年)。这类方书"专取药品简易，便于穷村僻壤应手而得"，④ 其实用性的特色更是表露无疑。在清代前期方剂学著作中，汪昂的《医方集解》开创了新的综合分类法，在中医方剂学史上有重要地位。

---

① 清·罗美辑．古今名医方论·凡例．北京：中国中医药出版社，1994，3
② 清·汪昂著．素问灵枢类纂约注序·汪桓序．见：项长生主编．汪昂医学全书．北京：中国中医药出版社，1999，3
③ 清·汪昂辑．医方集解·凡例．见：项长生主编．汪昂医学全书．北京：中国中医药出版社，1999，93
④ 清·王梦兰纂辑．秘方集验．北京：中医古籍出版社，1990，3

第二节 清中叶考据之风盛行引发了中医方剂学"尊经崇古"思潮

乾隆时期,国力强盛,清政府的统治已经逐步趋于稳定,汉人知识分子已经不像清初那样强烈地反对满族统治,黄宗羲等人提倡的"夷夏之防"观念逐渐淡化。然由顾炎武、阎若璩等提倡的扎实、细密的治学态度,却对学术界产生了巨大的影响,致使古文经学蓬勃发展,形成了著名的乾嘉考据学派。

乾嘉时期学术,擅长名物训诂。于经学、小学、校注古籍、辨伪辑佚用力最著,蔚然成风,其代表人物是吴派惠栋、皖派戴震。乾隆三十九年(1774年)开始编修《四库全书》,戴震入四库馆,标志着"经学"思想战胜了"理学"思想。梁启超指出:"康熙中叶以来汉、宋之争,到开四库馆而汉学派全占胜利,也可以说是:朝廷所提倡的学风,被民间自然发展的学风所压倒。"[1]

乾嘉考据学派的兴盛,对中医学产生了巨大的影响。一是清学家们发挥他们娴熟训诂、通达经史、精详考据的优势,为古代医学文献整理研究作出了贡献。如皖派段玉裁、王念孙、王引之等人的著作中有《内经》词义的训释内容,吴派学者孙星衍亦曾对《神农本草经》《华氏中藏经》等著作进行校勘。二是许多医学家开始对《内经》《难经》《伤寒论》《神农本草经》等经典著作进行了大量的疏正校勘,此期关于经典著作的阐释校勘之作,已数倍于历代同类书籍的总和。

受到这种由考据学家的考古辨伪的风气的影响,方剂学的发展亦出现了一种"尊经崇古"的思潮,其代表人物是徐大椿。

在评价历代医方时,徐大椿说"唐时诸公,用药虽博,已

---

[1] 梁启超著. 中国近三百年学术史. 太原:山西古籍出版社,2001,22

乏化机。至于宋人，并不知药，其方亦板实肤浅。元时号称极盛，各立门庭，徒骋私见。迫乎有明，蹈袭元人绪余而已"，[①]将唐以后医家所用之方，批驳一无是处。与此同时，他说"圣人之智，真与天地同体，非人之心思所能及也。上古至今，千圣相传，无敢失坠。至张仲景先生，复申明用法，设为问难，注明主治之症，其《伤寒论》《金匮要略》，集千圣之大成，以承先而启后，万世不能出其范围。此之谓古方，与《内经》并垂不朽者"，极力推崇古圣及仲景之方，而将仓公、扁鹊、华佗、孙思邈等人之方仅视为"宗枝正脉"。其厚古薄今之思想，跃然纸上。徐氏将仲景《伤寒论》方分成桂枝类、麻黄类、葛根类等 12 类，著成《伤寒类方》一书，对伤寒方进行分类研究。

方书崇尚实用性的特点此期仍在延续，一方面方剂入门著作大量出现，如我国第一部由官方修订并刊行的方论专著《医宗金鉴·删补名医方论》，还有吴仪洛的《成方切用》、陈修园《时方妙用》《时方歌括》等；另一方面验方类方书数量有增无减，出现了像《串雅》这样有特色的铃医验方集。

[①] 清·徐大椿. 医学源流论. 见刘洋主编. 徐灵胎医学全书. 北京：中国中医药出版社，1999，130

第十一章 清代前中期方剂学的成就与特点

第一节 清代前中期方剂学的成就

清代前中期，方剂学的发展取得了很多成就。集中体现在方剂分类的尝试、方剂理论的探索与提高、创制新方三个方面。

一、《医方集解》所创的新的综合分类法标志着中医方剂学的初步形成

关于方剂的分类，前人虽有"七方""十剂"之说，后世医家亦从不同角度拟订了多种方剂分类方法，如病证分类法、脏腑部位分类法、病因分类法、组成分类法、治法分类法、药目分类法等，但是均难以符合方剂学发展的需求。清代医家在此方面做了许多有益的尝试和探索，特别是汪昂厥功甚伟。他所创的22剂分类法成为后世方剂学分类法的楷模，奠定了中医方剂学分类的基础，标志着中医方剂学的初步形成。

二、清代前中期医家，在方剂学理论的探索与提高方面，也取得了突出的成就

一是药物配伍理论的丰富，体现在对药物配伍理论深入探

索和提出方剂归经的观点。二是在传统的君臣佐使组方原则之外，清代医家对性味、五行生克、六气淫胜等组方原则的阐释和应用，均作了大量探索。三是对于方剂的服用方法，系统地进行论述，并加以总结提高。四是清代医家重视度量古今异制的问题，对此进行了详细而严谨的考证。五是正式确立了一些方剂学概念，如"通治方"等。

三、新方特别是温病方的创新，是此期乃至有清一代方剂学方面最大的成就

一方面，清代温疫学家继续发扬明代吴又可论疫的观点，创制了一系列瘟疫类方，如杨璇创制升清降浊的升降散 15 方，刘奎创立避瘟方和除瘟方，余霖则以重用石膏为特色，立清瘟败毒饮治疗热疫。另一方面，叶天士、薛生白、吴鞠通等人在继承前人寒凉用药治温病经验的基础上，勇于提出自己的观点，分别创立了卫气营血、三焦的温病辨证体系，并各立新方，并由吴鞠通总括其成，在《温病条辨》中将温（湿）热病方剂系统归纳，加以提高。

杂病方剂方面，清代医家在甘润养胃、平肝息风、化痰、活血化瘀等方面亦有发明。特别是王清任以瘀血立论，创制了一系列活血化瘀类名方，其代表者如五大逐瘀汤、补阳还五汤。外科方面，王维德专擅内治法，创制了阳和汤、小金丹、犀黄丸等方剂，切合临床使用，有很高应用价值。妇科方剂以傅山的成就突出，针对女子以血为本的生理特点，重视调补气血，树立了妇科方剂的典范。此外，郑梅涧对白喉有了一定认识，他所创制的养阴清肺汤，至今仍是养阴清热方的代表。

第二节　清代前中期方剂学的特点

清代前中期方剂学,可以概述为以下五个特点:

一、重视理论,专篇阐发

前代医学和方剂学发展的不断积累,使得方剂学在清代前中期具备了理论升华的可能性。而一批孜孜不倦追求医理的学者,如柯琴、徐大椿、韦协梦、何梦瑶、王绳林等,均有专篇论述,对方剂学理论阐幽抉微,加以发明,述前人所未述,取得了突出成就。这样,将从《内经》时代就开始散见于中医书籍的方剂学理论,开始进行系统整理,或专论方剂制方配伍理论,或对方剂学某一问题进行专述,进而总结提高。设专篇进行理论论述,为此期方剂学发展的一个特色。

二、制方化裁,讲究质量

创制方剂水平高超。无论是自拟新方还是以古方加减化裁,此期医家均是殚精竭虑。特别是以叶天士、吴鞠通为首的温病学家,讲求理法配合,立方丝丝入扣。所创之方,不仅切合临床实用,而且对每一味药的使用,都经过谨慎选择,无一味多用之品,更少组成芜杂之方。如加减正气散类、承气汤类、复脉汤类等方,为后人所喜用,可谓垂范以为万世法矣。

三、清宫药方,独具特色

清代特别是雍正以后,形成了一整套比较完善的档案管理制度。如上谕、奏折、录副、随手登记档等,均有专人管理。另外由于清代是离现代最近的一个封建王朝,时间不算久远,故而保存下来的档案数量也比较多。"因为清朝灭亡至今不足一百年,离我们时间最近,对现实和当前的政治、经济、军事、外交、民族、文化等各个方面息息相关"(戴逸语)。[①] 故而清宫档案成了研究清宫历史的最有力和详实的证据。

这些档案中就包括一些和医药有关的文件,如帝后用药底簿、御药房配方以及和医药有关的奏折、上谕等。因而这也是研究清代宫廷医学的极佳资料。清代宫廷方剂首重实效,不仅经方时方并用,而且兼顾补益和消导,以实际效果为目标。蔚然成风的代茶饮,多姿多彩的药引,大规模应用的成药,均是清宫方剂中的珍品。

四、方书实用,精要简约,易于普及

由于清代前中期特殊的社会历史背景,以及经世致用思想的影响,方剂学的发展出现了重视实用性和普及性的特点。无论是入门类方书,还是方论类著作,或是验方类方书,均以实用性为首要特点。由于这些方书实用性强,便于医生临床使用,故而形成了清代前中期方书受后人推崇,易于普及的特色。

以《古今名医方论》《医方集解》《绛雪园古方选注》《成方切用》为代表的综合性方论类著作,虽然篇幅大不如前代,但在内容编排、方义阐释方面都十分注重质量,精益求精。谢观所言的"明清间人方书,不及前人之浩博,而立意求精则过之",可以很好地概括这一特点。

从版本和刊刻的角度也能看出清代前中期这类方书影响之大。如《全国中医图书联合目录》中《医方集解》有 79 种版本,《汤头歌诀》有 58 种版本,刊印 75 次,300 年间刊刻次数如

---

① 杨小民. 盛世修史:三百年清史重新评说. 中国档案. 2003. 8: 5

此之多，是以往医书不能比拟的。

五、单验方书，数量大增

按照《全国中医图书联合目录》的分类，"方书"类下，清代前中期方书共有307部，其中普通方书45部，歌括、便读类17部，单方和验方类223部，本草附方6部，成方药目15部，国外方书59部。单方和验方类占本期方书总数的72.6%，占据了绝大多数。而《联目》中，清以前历代"方书"的总和只有167种。考虑到印刷、造纸以及其他诸多历史因素，这一时期与清以前的方书数量缺乏可比性，但仍能看出清代前中期仅单、验方一类"方书"的数目大增，大大超过以往任何一个时期。

参考文献

1. 白寿彝主编. 中国通史·第10卷·上册. 上海：上海人民出版社，1996
2. 蔡美彪等著. 中国通史. 第9, 10册. 北京：人民出版社，1992
3. 陈可冀主编. 清代宫廷医话. 北京：人民卫生出版社，1987
4. 陈可冀主编. 清宫外治医方精华. 北京：人民卫生出版社，1996
5. 陈可冀主编. 清宫药引精华. 北京：人民卫生出版社，1992
6. 陈可冀主编. 清宫医案研究. 北京：中医古籍出版社，2003
7. 陈祖武，朱彤窗著. 旷世大儒——顾炎武. 石家庄：河北人民出版社，2000
8. 陈祖武著. 清儒学术拾零. 长沙：湖南人民出版社，2002
9. 段富津主编. 方剂学. 上海：上海科学技术出版社，1995
10. 范行准著. 中国医学史略. 北京：中医古籍出版社，1986
11. 方药中，许家松编. 温病汇讲. 北京：人民卫生出版社，1986
12. 冯尔康著. 清代人物传记史料研究. 天津：天津教育出版社，2005
13. 冯天瑜，黄长义著. 晚清经世实学. 上海：上海社会科学院出版社，2002
14. 冯天瑜等编著. 中国学术流变. 上海：华东师范大学出版社，2003
15. 盖建民著. 道教医学. 北京：宗教文化出版社，2001
16. 汉·高诱注. 吕氏春秋. 影印本. 上海：上海书店，1992
17. 后汉·张仲景著. 金匮要略方论. 北京：人民卫生出版社，1963
18. 华润龄著. 吴门医派. 苏州：苏州大学出版社，2004
19. 翦伯赞主编. 中国史纲要·中册. 北京：人民出版社，1963
20. 金·成无己注. 注解伤寒论. 北京：人民卫生出版社，1963
21. 金·成无己撰. 伤寒明理论. 上海：上海卫生出版社，1957

22. 金·刘完素. 素问玄机原病式. 北京：人民卫生出版社，1983

23. 金·张元素原著. 任应秋点校. 医学启源. 北京：人民卫生出版社，1978

24. 晋·葛洪撰. 葛洪肘后备急方. 上海：商务印书馆，1955

25. 李经纬，邓铁涛，余瀛鳌等主编. 中医大辞典. 北京：人民卫生出版社，1995

26. 李经纬，林昭庚主编. 中国医学通史·古代卷. 北京：人民卫生出版社，2000

27. 李经纬，张志斌. 中国医学史研究60年. 中华医史杂志. 1996，26(3):132

28. 李经纬，朱建平. 近五年来中国医学史研究的进展. 中华医史杂志. 1994，24(3):135

29. 李开，刘冠才编著. 晚清学术简史. 南京：南京大学出版社，2003

30. 李云主编. 中医人名辞典. 北京：国际文化出版公司，1988

31. 梁启超. 清代学术概论. 上海：上海古籍出版社，1998

32. 梁启超. 中国近三百年学术史. 太原：山西古籍出版社，2001

33. 马继兴主编. 神农本草经辑注. 北京：人民卫生出版社，1995

34. 马王堆汉墓帛书整理小组编. 五十二病方. 北京：文物出版社，1979

35. 明·何瑭著. 王永宽校点. 何瑭集. 郑州：中州古籍出版社，1999

36. 明·李时珍著. 本草纲目. 北京：人民卫生出版社，1982

37. 明·李中梓著. 医宗必读. 上海：上海卫生出版社，1957

38. 明·缪希雍撰. 神农本草经疏. 见任春荣主编. 缪希雍医学全书. 北京：中国中医药出版社，1999

39. 明·缪希雍撰. 先醒斋医学广笔记. 见任春荣主编. 缪希雍医学全书. 北京：中国中医药出版社，1999

40. 明·施沛撰. 祖剂. 北京：人民卫生出版社，1987

41. 明·吴有性著. 瘟疫论. 见曹炳章主编. 中国医学大成·第13册. 上海：上海科学技术出版社，1990

42. 明·张景岳著. 景岳全书. 见李志庸主编. 张景岳医学全书. 北京：中国中医药出版社，1999

43. 彭建中. 方剂现代研究与中医药学现代发展模式. 中国中医药信

息杂志，1999，6(10)：9

44. 秦伯未著. 谦斋医学讲稿. 上海：上海科学技术出版社，1964

45. 清·陈良佐撰. 陪赈散方论. 中国中医科学院图书馆藏清道光刻本

46. 清·陈修园著. 时方歌括. 见林慧光主编. 陈修园医学全书. 北京：中国中医药出版社，1999

47. 清·陈修园撰. 长沙方歌括. 见林慧光主编. 陈修园医学全书. 北京：中国中医药出版社，1999

48. 清·陈修园撰. 金匮方歌括. 见林慧光主编. 陈修园医学全书. 北京：中国中医药出版社，1999

49. 清·陈修园撰. 伤寒真方歌括. 见林慧光主编. 陈修园医学全书. 北京：中国中医药出版社，1999

50. 清·傅山著. 傅青主女科·女科上卷. 上海：上海人民出版社，1978

51. 清·高鼓峰. 四明心法. 见清杨乘六辑. 医宗己任编. 上海：上海卫生出版社，1958

52. 清·顾世澄撰. 疡医大全. 北京：人民卫生出版社，1987

53. 清·顾炎武著. 顾亭林诗文集. 北京：中华书局，1959

54. 清·何梦瑶撰. 医碥. 北京：人民卫生出版社，1994

55. 清·黄庭镜撰. 目经大成. 北京：中医古籍出版社，1987

56. 清·黄宗羲著. 南雷文案. 影印本. 上海：商务印书馆，1936

57. 清·江藩著. 国朝汉学师承记. 北京：中华书局，1983

58. 清·柯琴著. 伤寒论翼. 见柯琴撰. 伤寒来苏集. 北京：中国中医药出版社，1998

59. 清·雷丰著. 时病论. 北京：人民卫生出版社. 影印本. 1956

60. 清·刘奎著. 松峰说疫. 北京：人民卫生出版社，1987

61. 清·罗美辑. 古今名医方论. 北京：中国中医药出版社，1994

62. 清·马齐等撰. 清实录·第6册·圣祖仁皇帝实录. 影印本. 北京：中华书局，1985

63. 清·耐修子撰. 白喉治法忌表抉微. 中国中医科学院图书馆藏清光绪庚子重刊本

64. 清·孙震元撰. 疡科会萃. 北京：人民卫生出版社，1987

65. 清·同仁堂辑. 同仁堂药目. 中国国家图书馆藏乾隆甲申年刻本

66. 清·汪昂辑. 汤头歌诀. 见项长生主编. 汪昂医学全书. 北京：

中国中医药出版社，1999

67. 清·汪昂辑. 医方集解. 见项长生主编. 汪昂医学全书. 北京：中国中医药出版社，1999

68. 清·汪昂著. 素问灵枢类纂约注序. 见项长生主编. 汪昂医学全书. 北京：中国中医药出版社，1999

69. 清·王洪绪原著. 外科证治全生集. 北京：中国中医药出版社，1996

70. 清·王梦兰纂辑. 秘方集验. 北京：中医古籍出版社，1990

71. 清·王清任著. 医林改错. 上海：上海卫生出版社，1956

72. 清·王绳林著. 考正古方权量说. 见唐笠山纂辑. 吴医汇讲. 上海：上海科学技术出版社，1983

73. 清·王子接注. 绛雪园古方选注. 上海：上海科学技术出版社，1982

74. 清·韦协梦. 医论三十篇. 中国中医科学院图书馆藏清道光刻本

75. 清·吴鞠通著. 吴鞠通医案. 见李刘坤主编. 吴鞠通医学全书. 北京：中国中医药出版社，1999

76. 清·吴谦等编. 医宗金鉴. 北京：人民卫生出版社，1963

77. 清·吴瑭著. 温病条辨. 北京：人民卫生出版社，1963

78. 清·吴仪洛辑. 成方切用. 上海：上海科学技术出版社，1958

79. 清·徐大椿撰. 兰台轨范. 见刘洋主编. 徐灵胎医学全书. 北京：中国中医药出版社，1999

80. 清·徐大椿撰. 伤寒类方. 见刘洋主编. 徐灵胎医学全书. 北京：中国中医药出版社，1999

81. 清·徐大椿撰. 慎疾刍言. 见刘洋主编. 徐灵胎医学全书. 北京：中国中医药出版社，1999

82. 清·徐大椿撰. 医学源流论. 见刘洋主编. 徐灵胎医学全书. 北京：中国中医药出版社，1999

83. 清·严洁，施雯，洪炜著. 得配本草. 北京：中国中医药出版社，1997

84. 清·杨栗山著. 伤寒瘟疫条辨. 北京：中国中医药出版社，2002

85. 清·叶天士. 温热论. 见黄英志主编. 叶天士医学全书. 北京：中国中医药出版社，1999

86. 清·叶天士著. 临证指南医案. 见黄英志主编. 叶天士医学全书.

北京：中国中医药出版社，1999

87. 清·永瑢，纪昀主编．四库全书总目提要．海口：海南出版社，1999

88. 清·尤怡著．医学读书记．见孙中堂主编．尤在泾医学全书．北京：中国中医药出版社，1999

89. 清·余霖著．沈凤阁校注．疫疹一得．南京：江苏科学技术出版社，1985

90. 清·俞根初原著．何廉臣增订．重订通俗伤寒论．福州：福建科学技术出版社，2004

91. 清·育宁堂主人辑．育宁堂方书．中国中医科学院图书馆藏康熙己巳年原刊本

92. 清·喻嘉言著．尚论篇．见清·喻嘉言著．蒋力生，叶明花校注．喻嘉言医学三书．北京：中医古籍出版社，2004

93. 清·喻嘉言著．医门法律．见清·喻嘉言著．蒋力生，叶明花校注．喻嘉言医学三书．北京：中医古籍出版社，2004

94. 清·张秉成辑．成方便读．上海：科技卫生出版社，1958

95. 清·张璐撰．张氏医通．见张民庆、王兴华、刘华东主编．张璐医学全书．北京：中国中医药出版社，1999

96. 清·张睿著．医学阶梯·卷二·药引论．中国中医科学院图书馆藏清康熙甲申年刻本

97. 清·章楠著．医门棒喝·初集．北京：中医古籍出版社，1987

98. 清·赵学敏辑．串雅内编．见清·赵学敏著．串雅全书．北京：中国中医药出版社，1998

99. 清·郑梅涧著．重楼玉钥．影印本．北京：人民卫生出版社，1956

100. 清太医院编．伊广谦，张慧芳点校．太医院秘藏膏丹丸散方剂．北京：中医古籍出版社，1992

101. 裘沛然，丁光迪主编．中医各家学说．北京：人民卫生出版社，1992

102. 任应秋主编．中医各家学说．上海：上海科学技术出版社，1980

103. 宋·太平惠民和剂局编．太平惠民和剂局方．北京：人民卫生出版社，1985

104. 宋·唐慎微撰．重修政和经史证类备用本草．影印本．北京：

人民卫生出版社，1957

105. 宋·王怀隐等编. 太平圣惠方. 北京：人民卫生出版社，1958
106. 宋·赵佶撰. 圣济经. 北京：人民卫生出版社，1990
107. 宋乃光主编. 温病学. 北京：学苑出版社，1995
108. 唐·孙思邈. 备急千金要方. 影印本. 北京：人民卫生出版社，1982
109. 唐·王冰注. 黄帝内经素问. 北京：人民卫生出版社，1963
110. 万平著. 康梁启示录. 成都：电子科技大学出版社，2002
111. 王记录著. 中国史学思想通史·清代卷. 合肥：黄山书社，2002
112. 夏家骏. 清史分期管见. 清史研究通讯. 1983, 1:11-12
113. 谢观著. 中国医学源流论. 福州：福建科学技术出版社，2003
114. 谢文光主编. 中医配方学. 北京：中国医药科技出版社，2000
115. 徐定宝著. 黄宗羲评传. 南京：南京大学出版社，2002
116. 徐海松著. 清初士人与西学. 北京：东方出版社，2000
117. 徐珂辑. 清稗类钞. 北京：中华书局，1984
118. 许济群，王绵之主编. 方剂学. 北京：人民卫生出版社，1995
119. 许济群主编. 方剂学. 上海：上海科学技术出版社，1985
120. 许曾重. 论清史分期问题. 中国社会科学院研究生院学报，1985, 2:69-76
121. 薛清录主编. 全国中医图书联合目录. 北京：中医古籍出版社，1991
122. 杨飞，梁金尧主编. 医学家吴瑭现代研究. 香港：金陵书社出版公司，1997
123. 杨乾坤著. 中国古代文字狱. 西安：陕西人民出版社，1999
124. 杨小民. 盛世修史：三百年清史重新评说. 中国档案. 2003. 8:5
125. 佚名. 灵枢经. 上海：商务印书馆，1954
126. 余新忠著. 清代江南的瘟疫与社会———项医疗社会史的研究. 北京：中国人民大学出版社，2003
127. 余瀛鳌，李经纬主编. 中医文献辞典. 北京：北京科学技术出版社，2000
128. 元·李杲撰. 郑金生辑校. 用药心法. 见天津科学技术出版社总纂. 金元四大家医学全书. 上册. 天津：天津科学技术出版社，1994

129. 元·罗天益著. 东垣试效方. 见丁光迪、文魁编校. 东垣医集. 北京：人民卫生出版社，1993

130. 原题清·薛生白著. 湿热条辨. 见盛增秀主编. 王孟英医学全书. 北京：中国中医药出版社，1999

131. 袁冰，朱建平. 方论肇始考略. 中华医史杂志. 2003，33(3):152-154

132. 郑天挺著. 清史简述. 北京：中华书局，1980

133. 中医药学名词审定委员会审定. 中医药学名词. 北京：科学出版社，2005

134. 朱诚如. 管窥集——明清史散论. 北京：紫禁城出版社，2002

135. 朱建平. 近五年来中国的医学史研究. 中华医史杂志. 2004，34(1):54

136. 朱建平著. 中国医学史研究. 北京：中医古籍出版社，1995

137. 朱义禄著. 黄宗羲与中国文化. 贵阳：贵州人民出版社，2001

附录　中医方剂学发展年表

公元前

约前4000	在龙山文化晚期，我国已会酿酒。酒的出现，使酒剂、药酒的创制成为可能。
前1700	相传伊尹创制汤液。陶器的发明，为汤液的创制提供了物质条件。食物烹饪和五味配合理论，对中医药物五味的配合和复方组成当有直接启迪和借鉴的作用。
前1300	《尚书·说命》"若药弗瞑眩，厥疾弗瘳"，说明殷商时代已知药物治疗疾病时人体的产生的反应。
前1121	我国已掌握利用微生物和酶加工食品的技术，为后世曲剂的发明奠定基础。
前770—前476	春秋时代士大夫搜集验方，以备不时之用，并以"献方"的形式传播。
前500	医学帛书《五十二病方》成书于这一时期，为现存最早的方书，载方283首，治病52种。1973年末由湖南长沙马王堆三号出土。同时出土的还有《养生方》《杂疗方》等，前者载79方，后者载21方。约有汤、酒、醋、丸、末、膏、油膏、饼、胶、药浆、洗、丹、酒浆、药糊、肉脯、药布、阴道栓剂17种。
前400	《黄帝内经》载治法，包括后世"八法"，提出方剂君臣佐使、五味、六气淫胜组方原则，有大、小、缓、急、奇、偶、重方的分类，载13方，有汤、丸、膏、丹、酒等剂型。
前277	秦始皇令方士献仙人不死之药，炼丹术兴起。后有炼丹

	制剂用于中医治疗，称丹剂。
前32	我国饮茶大约起于此时。
前26	侍医李柱国校方技书，其中有经方11部。

公元后

1	《神农本草经》是现存最早的中药学著作。其中君臣佐使、七情和合、制剂、剂量、服药制度等，也是与方剂学相关的重要内容。
25	《汤液经法》成书。置太医令，掌诸医。另设药丞、主药、方丞、主方各一人。
30	医简《流沙坠简》，载方11首。
30	简牍《治百病方》92枚，1972年11月从甘肃武威旱滩坡墓葬里出土，载方36首，治疗内、外、妇、儿、五官各科的疾病，载有汤、丸、膏、散、醴、滴、栓等剂型。
127	以升华法，"合黄矾置石胆、丹砂、雄黄、矾石、慈石其中，烧之"，炼制外科丹药。
190	"外科学鼻祖"华佗创麻醉方"麻沸散"与保健方"漆叶青黏散"。
196—204	张仲景"博采众方"，著《伤寒杂病论》，后分为《伤寒论》与《金匮要略》二书，共载方剂269首，《伤寒论》载113方（佚1方），《金匮要略》载262方。后世称为"方书之祖"。书中运用药物的炮制、配伍、剂量、方剂组织、制剂、服法等规则和理论，大多沿用至今。
265	《崔氏方》载有白降丹制法。
286	葛洪生。著《肘后备急方》，载方1000余首，简便验廉，十分实用。提出"通治"。
420	胡洽居士著《百病方》，始用水银制剂利尿。 范汪撰《范汪方》
465	陈延之著《小品方》12卷。约宋初亡佚，佚文可见于唐宋医书。
499	龚庆宣编《刘涓子鬼遗方》，收录外科常用方剂140

	余首。
500	陶弘景撰《肘后百一方》。葛洪《肘后备急方》传入日本。《辅行诀脏腑用药法要》辨五脏病证及其补泻药方,转录《汤液经法》医方60首,今存56首。
580	姚僧垣撰《集验方》
616	隋炀帝令编修方书《四海类聚方》,2600多卷。佚。
652	孙思邈撰《备急千金要方》,全书论方5300余首,方剂采自汉以下历代医家,如扁鹊、张仲景、华佗、阮河南、陈延之、范东阳、张苗、靳邵、胡洽、黄素、葛洪等,以及大量民间单验方,并收录了国内外其他民族医方。
682	孙思邈撰《千金翼方》。
723	唐官修方书《开元广济方》,史称李隆基御撰。
752	王焘撰《外台秘要方》,收方6000余首。所收医论、方药,均注所出书名卷数,为医学文献整理详注出处开了先河。
667	苒萨国遣使献含阿片制剂"底野迦"。
796	唐政府颁行《贞元集要广利方》。
841	蔺道人撰《理伤续断方》。
	刘禹锡撰《传信方》,收方50余首。
958	占城国贡蔷薇露。至北宋宣和年间(1119—1125年),引进蒸制药露法。
978	翰林医官院组织编撰《圣惠方》。
992	宋太宗敕令王怀隐等集体编纂《太平圣惠方》,载方16834首。
984	日本丹波康赖编撰《医心方》。
1057	宋代在编集院设校正医书局,全面校勘10世纪以前医籍,其中有张仲景、孙思邈、王焘等医书。
1075	苏轼、沈括撰《苏沈良方》。
1086	韩祗和撰《伤寒微旨论》,其中提出黄疸分阴阳理论,并以此指导创制新方。
1093	董汲撰《小儿斑疹备急方论》。
1100	庞安时撰《伤寒总病论》。
1107	陈师文等校正《太平惠民和剂局方》,系我国第一部成药

	典，载方788首。
1111—1117	宋徽宗诏令由政府组织医家编纂《圣济总录》，载方近2万首。
1111	朱肱撰《南阳活人书》。
1118	赵佶撰《圣济经》，药物"十剂"分类变为方剂"十剂"。
1119	阎孝忠集《钱乙小儿药证直诀》。
1132	许叔微撰《普济本事方》。
1133	张锐撰《鸡峰普济方》。
1144	成无己撰《注解伤寒论》。
1150	刘昉撰《幼幼新书》。
1156	成无己撰《伤寒明理论》，以《内经》之理释《伤寒论》之方，分析20首仲景方的君臣佐使、各药功效主治及其相互关系。
1156	《小儿卫生总微论方》刊行。
1170	洪遵编刊《洪氏集验方》。
1174	陈言撰《三因极一病证方论》。
1181	郭雍撰《伤寒补亡论》。
1182	刘完素著《素问玄机原病式》刊行。
1186	刘完素著《素问病机气宜保命集》。
	张元素著《珍珠囊》，其中药物归经、引经报使理论，促进临床组方的进步。
1191	宋《太医局诸科程文》九卷，有八卷涉及"论方"。
1190—1201	王硕撰《易简方》，并引发医界简易之风。
1217—1221	张从正著《儒门事亲》。
1231	李杲著《内外伤辨惑论》。
1232	南宋周密的《武林旧事》载，药肆中始有"饮片"术语。
1237	陈自明著《妇人大全良方》。
1249	李杲著《脾胃论》。
1253	严用和撰《济生方》。
1254	陈文中著《小儿痘疹方论》。
1266	李杲著《东垣试效方》。
1330	忽思慧著《饮膳正要》。
1337	危亦林撰《世医得效方》。
1347	朱震亨著《格致余论》《局方发挥》。

1390	朱橚主持编写《普济方》168卷，载方61 739首，为我国现存古代最大的一部方书。
1396	刘纯著《玉机微义》，综合运用多种方法分类方剂，包含方剂归经思想。
1405	戴思恭撰《证治要诀类方》，分汤、饮、散、丸、丹、膏6种剂型。
1422	许宏著《金镜内台方议》，将《伤寒论》113首方分为汤、散、丸3类。
1427	胡濙著《卫生易简方》。
1445	朝鲜金礼蒙等据我国自《素问》《灵枢》以降至明初152部医书和朝鲜高丽中期著名医书《御医撮要》，分类整理编成《医方类聚》，汇辑医方50000余首，所收医方繁富，为明以前医方之集大成者。
1446	熊宗立辑《名方类证医书大全》。
1470	董宿辑录、方贤续补的《太医院经验奇效良方大全》，载"通治方"。
1515	虞抟著《医学正传》。
1522	韩悉著《韩氏医通》。
1529	《正体类要》。
1534	吴旻撰《扶寿精方》。
1549	万全《片玉痘疹》载代天宣化丸，根据不同年干，使用不同药物为君。 万全《痘疹心法》载牛黄清心丸。 万全《片玉心书》载紫金锭。
1550	《摄生众妙方》。
1565	楼英著《医学纲目》，按脏腑部位分类方剂。
1569	王三才著《医便》，载常用方226首。
1573	周之干《慎斋遗书》，按五行相生规律配伍用药。
1575	李梴著《医学入门》。
1578	李时珍著《本草纲目》，载无名单方，剂型、煎药法、服药法等。
1584	吴崑著《医方考》。
1585	张浩撰《仁术便览》，载方1300余首。
1590	程守信撰《商便奇方》，为现存第一部商旅专用方剂

	手册。
1591	高濂编撰《遵生八笺》。
1594	龚廷贤撰《鲁府禁方》。
1601	汪机著《医学原理》，用标本理论解释方义。
1602	王肯堂著《证治准绳·类方》，载方2925首。
1613	缪希雍撰《先醒斋医学广笔记》，载煎药用水、服药法。
1615	龚廷贤著《寿世保元》。
1617	陈实功著《外科正宗》。
1619	王良璨撰《小青囊》，按组成分类方剂。
1620	武之望著《济阴纲目》。
1629	孙志宏著《简明医彀》，各病列主方、成方及简方。
1636	胡慎柔著《慎柔五书》。
	张介宾著《景岳全书》，按"新方八阵""古方八阵"分类。
1638	洪基撰《摄生秘剖》，载膏方。
1640	施沛著《祖剂》，按组成分类方剂。
1642	吴有性撰《温疫论》，创达原饮。
1644	傅仁宇著《审视瑶函》。
	汪绮石撰《理虚元鉴》。
1665	王梦兰纂辑《秘方集验》。
1669	柯琴著《伤寒来苏集》。
1675	罗美著《古今名医方论》，为实用方论著作。
1682	汪昂撰《医方集解》。
1689	《育宁堂颐世方书》，收载清初康熙间北京育宁堂药店自家制售成药的说明书，是目前国内现存最早的成方药目。
1695	张璐著《张氏医通》，按病因、病证、组成分类方剂。
1734	陶承熹撰《惠直堂经验方》，载家传及本人验方900余首。
1740	王洪绪著《外科证治全生集》。
1742	清政府令吴谦等编撰《医宗金鉴·删补名医方论》刊行。
	王子接撰方论著作《绛雪园古方选注》。
1746	叶天士著《温热论》《临证指南医案》。
1758	赵学敏撰《串雅内编》载民间处方400多首。

1761	吴仪洛著《成方切用》。
1764	徐大椿著《兰台轨范》
1768	余霖著《疫疹一得》。
1772	俞根初著《通俗伤寒论》。
1774	黄庭镜著《目经大成》，仿《景岳全书》体例，将218首眼科内治方按"八阵"分类。
1775	华岫云根据叶天士经验编成《种福堂公选良方》。
1794	中国始制狗皮膏，从此流传。
1798	吴鞠通著《温病条辨》。
1801	陈修园著《时方歌括》，选108首方剂，按宣、通、补、泄、轻、重、涩、滑、燥、湿、寒、热十二剂分类。
1801	陈耕道编撰《疫痧草》，首次将烂喉痧与其他疾病区别分来，并制订治方。
1804	爱虚老人辑《古方汇精》，汇集古验方346首。
1805	高秉钧著《疡医心得集》。
1821	汪期莲辑《瘟疫汇编》。
1838	郑梅涧著《重楼玉钥》，创制养阴清肺汤治疗白喉。
1842	谢元庆著《良方集腋》
1846	鲍相璈的《验方新编》，近代刊印次数最多的方书。
1852	王孟英著《温热经纬》《王氏医案》，载治温病方。
1858	陆定圃著《冷庐医话》。
1861	苏州雷允上创制六神丸，治咽喉病颇效。
	陈国笃著《眼科六要》。
1863	费伯雄著《医醇賸义》。
1864	吴尚先著《理瀹骈文》，扩大外用膏药的应用范围。
1868	费伯雄著《医方论》。
1869	张绍修撰《时疫白喉捷要》，为第一部白喉治疗专书，使用泻火解毒方剂。
1877	林则徐撰《戒烟断瘾前后两方总论》，此后有戒断鸦片烟毒方书出现。
1882	雷丰著《时病论》。
	李纪方著《白喉全生集》。
1884	唐宗海著《中西汇通医书五种》。
1892	马培之著《外科传薪集》。

1900	柳宝诒著《温热逢源》。
1901	郑肖岩著《鼠疫约编》，将罗芝园的治鼠疫经验方改名为经验加减解毒活血汤。
1910	丁福保撰《中西医方会通》，收录中西医方1525首，其中中医方804首，西医方721首。按西医疾病分类方剂。
1922	恽铁樵著《群经见智录》。
1924	彝族医家曲焕章创制伤科名药云南白药。
1909—1924	张锡纯著《医学衷中参西录》，尝试中西药合用组方。
1927	丁甘仁编撰《喉痧症治概要》，明确区分喉痧与白喉，并创制治方。
1927	卢朋编《方剂学讲义》，为广东中医药专门学校方剂学教材。
1929	时逸人编写《中国处方学讲义》，为山西川至医学专科学校方剂学教材，其中结合西说。
1931	中央国医馆成立。1933年公布的《中央国医馆整理国医药学术标准大纲》，首次采用近代自然科学学科分类方式，把中医学分为基础学科和应用学科两大类，方剂学以"处方学"之名被列入中医基础学科范畴。 王润民编写《方剂学讲义》。
1935	李健颐撰《鼠疫治疗全书》，载录所创用的治鼠疫验方二一活血解毒汤及其注射剂制备、保存和肌肉、静脉注射方法。 叶橘泉《近世内科国药处方集》，按西医疾病分类方剂。
1936	吴克潜编《古今医方集成》。
1937	蔡陆仙等编纂大型医书《中国医药汇海》，其中的第5编方剂部是近代整理总结方剂学成就最突出的著作。
1941	汪逢春著《泊庐医案》，善用胶囊剂。